毕朝忠简介

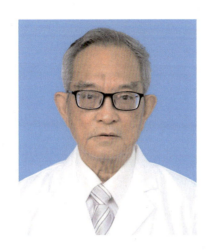

毕朝忠，主任中医师。首批重庆市名中医，重庆市首批老中医药专家学术经验继承工作指导老师，第五批全国老中医药专家学术经验继承工作指导老师。

行医约六十载，临床中以望、闻、问、切四诊为本，结合现代诊疗手段，辨证与辨病相结合，注重整体观念，治病必求其本。以中医内科、儿科、皮肤科见长，在治疗肺系疾病、肾脏疾病、脾胃疾病、心脑疾病、皮肤疾病等方面颇有建树。发表论文 20 余篇。自拟方"宣肺止咳合剂"制剂广泛运用于临床，疗效确切，该项目的临床及实验研究，获重庆市卫生科技进步奖。

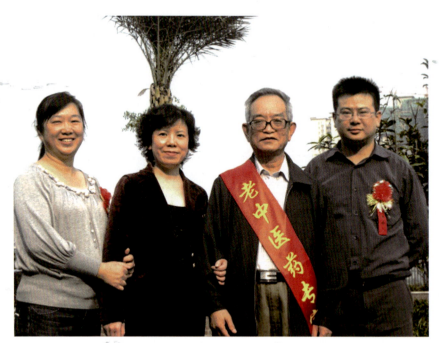

王文娣、夏殷、毕朝忠、陈泉（从左至右）

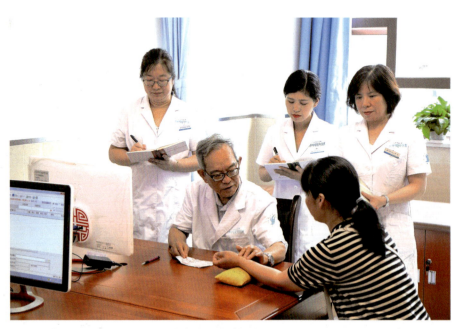

毕朝忠主任中医师出诊

毕朝忠临床经验集

夏 殷 陈 泉 王文娣 主 编

科学出版社

北 京

内 容 简 介

毕朝忠是第五批全国老中医药专家学术经验继承工作指导老师,其从医约六十载,孜孜求索,勤求古训,博采众方,以中医内科、儿科、皮肤科见长,在治疗肺系疾病、肾脏疾病、脾胃疾病、心脑疾病、皮肤疾病等方面颇有建树。本书是毕朝忠学术经验继承人对其学术思想、临床经验的总结。为方便读者学习,编者还对毕老治疗部分病证的经验及选方用药特色做了较系统的介绍,精选了部分临床医案。

本书可供临床中医师、科研工作者阅读。

图书在版编目(CIP)数据

毕朝忠临床经验集 / 夏殷,陈泉,王文娣主编. —北京:科学出版社,2023.2
ISBN 978-7-03-073677-2

Ⅰ.①毕… Ⅱ.①夏… ②陈… ③王… Ⅲ.①中医临床-经验-中国-现代 Ⅳ.①R249.7

中国版本图书馆 CIP 数据核字(2022)第 203644 号

责任编辑:郭海燕 孙 曼 / 责任校对:杨 赛
责任印制:赵 博 / 封面设计:蓝正设计

科 学 出 版 社 出版
北京东黄城根北街 16 号
邮政编码:100717
http://www.sciencep.com
北京厚诚则铭印刷科技有限公司印刷
科学出版社发行 各地新华书店经销
*
2023 年 2 月第 一 版 开本:787×1092 1/16
2024 年 5 月第二次印刷 印张:10 插页:1
字数:243 000
定价:68.00 元
(如有印装质量问题,我社负责调换)

序

我高中毕业那年是 1960 年，当时我与同班同学沈冯君相约一起报考了贵阳医学院祖国医学系，最终我们两人被录取，同时迈进了学习中医的大门。1962 年贵阳医学院祖国医学系改为中医系，1965 年贵阳中医学院成立，同时贵阳医学院中医系合并入贵阳中医学院，我也就成了贵阳中医学院的首届毕业生。

苦读医学六年，毕业后我被分配到江西省国营七二一矿医院工作。江西省国营七二一矿是大厂矿，地理位置远离市区，矿内职工和家属有两三万人，矿医院不光为职工和家属服务，还有附近村镇上的老百姓亦来就诊，病人很多。在那里上班，每天都有看不完的病人，工作压力大。我白天看病，晚上抽出时间研读中医经典医籍，提升理论知识，以便更好地服务临床。病人逐渐地对我的认可度越来越高，临床二十余年终小有所成。

1991 年，我举家从江西来到重庆，在重庆市沙坪坝中医院工作直至退休。在重庆市沙坪坝中医院我曾任副院长、院长，虽承担行政职务，但我没有放弃中医临床，不论白天多忙，我也没有改变晚上温习中医经典书籍的习惯，并且我将过去所学和临证逐一整理，以期能更好地提高临床疗效。尤其是在两批师带徒工作过程中，我以方剂为基础归纳临床病证，加深了对方药证侯的理解，逐渐确定了几个基础方剂为临床常用，如升阳益胃汤、补中益气汤、香砂六君子汤、归脾汤、益气解毒汤、甘露消毒丹、加味二妙散、止痛如神汤等经典方剂，以及自拟宣肺止咳汤、当归川芎散、首乌散等。通过不断地总结和提高，我在临证中做到心中有主见，方剂灵活加减得当，疗效遂得以保证。

自迈进中医大门，现已六十余年，深知"善为医者，行欲方而智欲圆，心欲小而胆欲大""诸病不已，必寻到脾胃之中，方无一失""善治病者，惟在调和脾胃""养生当论食补，治病当论药攻"之要义，临证细思辨证、处方与用药，疗效方才显著。

《毕朝忠临床经验集》编写完成，系吾三位高徒在学习过程中认真研究我在中医临床的辨证论治心得，系他们心领神会、总结归纳升华之成果。

即将付梓，甚是欣慰，是为序。

毕朝忠

2022 年 12 月

前　言

　　毕朝忠是第五批全国老中医药专家学术经验继承工作指导老师，是首批重庆市名中医，重庆市首批老中医药专家学术经验继承工作指导老师。毕老从医约六十载，医术高超，临证治病必求其本，对于诸多常见病、疑难病的诊治，均积累了丰富的临床经验，其法师古而不泥古，选方用药博采众长，善学善用成方、验方，在治疗肺系疾病、肾脏疾病、脾胃疾病、心脑疾病、皮肤疾病等方面颇有建树，屡获佳效。

　　毕老认为"疗效"是中医药五千年来源远流长的关键，"疗效"是检验中医临证水平高低的最好标准。毕老的学术思想源于经典而不拘于经典，在临床实践中不断探索、实践、总结，临证"重视顾护人体脾胃、强调调整气机升降出入、善用益气升阳法"之经验心得，是将中国传统医学基础理论、前人经验与自身实践相结合，着力于解决临床问题，突出的是"疗效"。像毕老这般近现代名老中医的学术思想和临证经验是目前中医药学术特色、理论特质的集中体现，实效性、适用性强。因此，挖掘"疗效"的内涵更具有传承和研究价值，研究他们的临床经验及辨证论治特点是中医继承与发展所不容忽视的重要一环，积极整理与研究名老中医的理论和临床经验对开展名老中医学术思想、经验传承研究具有十分重要的意义。

　　在跟师学习过程中，编者系统地总结了毕老的学术思想、临证经验、选方用药特色，精选了部分经典临床医案，汇集整理成册，便于读者研习。

　　在编写过程中，受编者水平所限，本书难免有疏漏之处，敬请同道和读者指正。

编　者

2022 年 12 月

目　录

第一部分　岐黄传薪

第二部分　病证论治

第三部分　方药运用

第四部分 临 床 医 案

第一部分　岐　黄　传　薪

临证经验及学术思想溯源

　　毕朝忠（1941-），主任中医师，1966 年 3 月毕业于贵阳中医学院（现名：贵州中医药大学），曾任国营七二一矿职工医院中医科主任、业务副院长，1991～1998 年任重庆市沙坪坝区中医院业务副院长、院长。曾任重庆市沙坪坝区第九届政协委员，重庆市沙坪坝区医学会副会长，重庆市中西医结合学会理事，重庆市中医药学会热病专委会委员，重庆市卫生技术系列高级职称评委会评审专家。评选为首批重庆市名中医，重庆市首批和第五批全国老中医药专家学术经验继承工作指导老师，全国名老中医药专家传承工作室指导老师。

　　毕朝忠主任中医师今已行医五十余载，崇尚经典，临证注重治病必求其本。其临证经验及学术思想根植于《内经》等经典古籍，尊仲景辨证体系，旁及金元四大家及明清、近代诸家，尤其推崇李东垣、汪绮石、李中梓、张景岳、柯韵伯、尤在泾、林珮琴、黄宫绣、王清任、张锡纯及近代医家施今墨、祝谌予、石玉书、张海峰等先贤，在内科辨证方面尤其对李东垣补土思想极为推崇。撰写了《谈谈对活血化瘀的认识》《宣肺止咳合剂治疗急、慢性支气管炎 213 例临床及实验研究》《止痛如神汤新用》《益气解毒汤治疗小儿暑疖》《中药救治急性肾功能衰竭 1 例》《风隐疹（荨麻疹）治验》等 20 余篇论文。究其根本，毕老的临证经验思想的形成与他求学行医的经历息息相关。

1　精勤不倦，医不执方，医必有方

　　1965 年贵阳中医学院成立，毕老从原来的贵阳医学院祖国医学系合并入贵阳中医学院，成为第一届毕业生。在校期间，他熟读中医经典，如《内经》《难经》《伤寒杂病论》，并深受贵州名中医石玉书等一批中医大家的影响，对柯韵伯的《伤寒来苏集》、尤在泾的《金匮要略心典》尤为推崇。毕老曾言，为医不读经典，不能谓之医；但诵经典而不涉及各家，亦不能谓之良医。他强调只有博览群书，才能融会贯通诸子之学。故而毕老推崇学医先习国学，读《易经》，知易理而通医理；诵诗赋，通音律而精古韵。学生侍诊毕老之余，时常聆听毕老大段背诵《易经·象传》《滕王阁序》等篇章，无不被毕老深厚的国学功底所折服，毕老临证大量采用的"取类比象"思想，与其耳濡目染的中国古代哲学思想密不可分。

　　从毕业伊始到执业之初，毕老多用经方，但不断临证实践之后，毕老发现在治疗复杂疾病时总有捉襟见肘之时。清代柯韵伯《伤寒论翼·制方大法第七》曾说："仲景制方，不拘病之命名，唯求症之切当，知其机得其情凡中风伤寒杂病，宜主某方，随手拈来，无不活法，此谓医不执方也。"毕老深谙柯韵伯辨证论治思想，反对死板的方证对应，谓理法方药，乃为医之宗，处方用药不可凑方，须结合病证与辨证有的放矢，组方应以成方为主，并依据实际情况予以加减化裁；但死用成方，却又难切病情，病有虚实新久之殊，人有男女老幼之异，时有春夏秋冬之分，地有天南地北之别，所以临证择方需因人、因时、因地制宜，随机灵活变通，正如柯韵伯所说："医不执方，亦正是医必有方。"故而毕老广泛猎读李中梓的《医宗必读》、林珮琴的《类证治裁》等医籍、验案，并跟随贵州名医石玉书学习临证经验，逐渐形成了其长于伤寒又精温病，经方、时方信手拈来，治法师古而不泥古的临床特色。在这一时期，毕老习得石玉书的"益气解毒汤"，并深得精髓，逐渐将其用于各类皮肤疾病和肝脏疾病的诊治，将"正气存内，邪不可干"的思想根植于脑中，善于攻邪之余，结合补益之法，顾护人体正气。

2 融会贯通，脾胃为先，百病可安

20世纪60年代末至80年代，毕老行医于国营七二一矿职工医院，在江西省的时期，是毕老融会贯通，临证经验思想成形的时期。

在江西省行医后不久，毕老就任职国营七二一矿职工医院中医科主任。厂矿职工医院的所谓中医科主任需要兼顾的事情是非常繁复的：一是需要管理中药房，负责中药饮片的采购、炮制；二是中华人民共和国成立初期，受三年困难时期的影响，厂矿职工医院抗生素等西药限量供应，中医科主任担负起除手术外的大部分医疗任务。这样的工作环境迫使毕老必须精勤以专，手不释卷，提要钩玄，察病隐微，洞识病机。在这一时期，毕老精读了李东垣的《脾胃论》《兰室秘藏》、汪绮石的《理虚元鉴》、张介宾的《景岳全书》、张锡纯的《医学衷中参西录》和葛可久的《十药神书》，并博观约取，由博返约。勤于书卷之余，毕老更勤于临床，察病因，审病机，立治法，择方药，每每析理阐微，条理清晰，本着有是证用是方的原则，寒者热之，热者寒之，虚者补之，实者攻之，不拘一家言，经方、时方互为妙用，形成了"稳如泰山""动如脱兔"的用药风格。另外，毕老对中药采药、购药、炮制亲力亲为，并受江西地方特色影响，奉江西清代名医黄宫绣《本草求真》为典，久而久之对每味中药的性味归经了如指掌，这也为毕老诊病处方、随症加减化裁的出神入化奠定了坚实的基础。不得不说的一点是毕老在国营七二一矿职工医院行医期间，由于西药药品匮乏，逐渐锻炼了他中医临证的能力；整个纯中医的治疗过程，树立了他中医临床确有其效的信心，坚定了他作铁杆中医的信念。至今，毕老临床虽不排斥西医，并强调衷中参西，以西医诊断技术为中医所用，但他始终坚持只用中药饮片和临方加工中药丸剂的治疗手段，不开一片西药，不开一粒成药，这在如今物欲横流的现实社会是难能可贵的，从中我们看到的是中医人的傲骨。

1978年，毕老赴青岛参加核工业部中西医学习班学习，并任班主任。这一经历大大丰富了他的阅历，使他广开眼界，升堂入室，有了向中医名师学习的机会，并深得精髓，逐渐明白了中医的真谛。学习归来，毕老又拜师于江西名医张海峰门下，随之抄方学习，张海峰重视中医阴阳五行学说，脏腑辨证造诣高深，尤善中医脾胃学说的临床经验和学术思想使毕老收获颇丰。在这一时期，他开始接触到"药对"，1980年，通过跟师名医，他学会了"黄芩-槟榔"药对宣通肺气来通便的方法，这种方法就像一把钥匙，打开了毕老重视脏腑辨证的大门。在不断的读经典、跟名师和临床的过程中，毕老逐渐体会到脏腑之间气血阴阳的盛衰是会相互影响的，辨证之要，重在枢机。脾为后天之本，脾主运化，胃主受纳，脾胃化生气血以滋养五脏，脾胃和则五脏安，脾胃为五脏六腑之枢机，故用药当药主平和，注重调理、顾护脾胃。从1984年毕老任国营七二一矿职工医院业务副院长至20世纪90年代初调职重庆，毕老脾胃为先的临床经验不断升华，并形成了他独特的学术观点。

3　博览诸家，因地制宜，明辨气血

20世纪90年代初期，毕老调职到重庆市沙坪坝区中医院。在重庆行医初期，因地域和气候的变化，毕老诊病困囿于临床疗效不明显，于是更加重视诸家兼采，推陈出新。从1991年来重庆至今，毕老涉猎非常广泛：一是更加勤于读经典，他精读了《医宗金鉴》《医林改错》及金元四大家的经典著作，重温了《脾胃论》《理虚元鉴》等著作；二是广泛收集、整理、学习当代著名医家的医案、论文，广泛吸收其学术成就。在不断的自我提升中，毕老的学术思想日臻完善。

在诊断上，毕老崇李中梓之学，提出诊病需四诊合参，首辨病脉，临证之时当重视问诊，根据病情舍症求脉或舍脉求症，灵活处理。

毕老强调因人、因时、因地制宜。根据重庆地区四季多湿、夏季多酷热，易困伤脾胃的特点，将气、血、痰、湿、热作为重要病因来研究，提出脾胃失调、痰湿内停、阳气闭郁为重庆地区常见病发病的主要病机，治疗上需注重调理脾胃、调整阴阳、扶正纠偏、益气升阳。以东垣思想为纲，确立益气升阳为重要治法，补中益气汤、升阳益胃汤、归脾汤、香砂六君子汤为常用方剂；以王士雄《温热经纬》"但看病人舌苔淡白或厚腻，或干黄者，是暑湿热疫之邪尚在气分"为纲，确立利湿化浊为祛湿清热大法，将甘露消毒丹作为基础方治疗湿热之证。临证之时，毕老首重脾胃，每逢疑难杂症，均其效如宏。

毕老认为外感六淫、七情内伤、饮食劳逸等因素为疾病的发生创造了条件，这些外在条件因素只有通过气血异常的内在病理变化才能发生疾病。从气血角度辨证，可以把握疾病在机体中的整体病机，而且执简驭繁，易于掌握。而治疗上更应注重脏腑间的联系，兼顾护脾胃。所以他以《医宗金鉴》观点为鉴，将温经散寒、养血调脾、补肾益精、疏肝理气作为女科病证的治疗原则，将金匮温经汤、四物汤、归脾汤、菟丝子汤等作为基础方；以当代中医验方"牛杏郁芥汤"为参，加减化裁，自拟"宣肺止咳汤"治疗咳喘，同时参当代中医验方"当归川芎散"，以健脾疏肝、清降肺胃、调和上下、畅达气血为治疗咳喘之要，使胃降而善纳，脾升而善磨，肝升而血不郁，肺降而气不滞，心肾因之交泰，诸脏腑紊乱之气机，因而复其升降之常，病可向愈。基于气血辨证和脏腑升降，毕老还有许多创新，比如用《外科启玄》治疗痔疮的止痛如神汤治疗乳蛾、乳癖疼痛；用丹溪方二妙散泻南补北，补肾清热治疗痹证、痿证；自拟"首乌散"滋水涵木、平肝息风、活血疏风治疗眩晕、头痛……总之，临证之要在于治病必求其本。

受当代名医施今墨、祝谌予的影响，毕老临证经验还有一个特色是善用药对。如柴胡、黄芩条肝胆气机，柴胡、白芍疏肝解郁，黄芩、槟榔调气畅便，青皮、陈皮疏肝理气，黄芪、生地黄益气生津降糖，等等。

名老中医毕朝忠的学术之路得益于其勤学好思、饱读经典，得益于其博览诸家、广集众长。毕老而今80多岁高龄仍然保持每周6天半的临床实践，年诊患者两万余人次，其医术精湛、为医意高，乃我辈学习之楷模。

学术思想和临证经验总结

毕老认为中医的生命和前途在于疗效，疗效是检验医生临床水平的最好标准，取得较好疗效的关键是辨证论治；一个好的中医师不但要学习领会前人已取得的学术思想和临床经验，还需要在临床实践中不断从疗效的好坏来验证、分析、总结、提高自己的理论素养和实践经验。

1 强调辨证论治是保证临床疗效的关键

毕老认为辨证准确、施治得当是保证临床疗效的关键。《神农本草经》言："凡欲治病，先察其源，候其病机。"辨证论治是中医学的核心，也是中医治病的基本方法。辨证与论治是两个密切相连的步骤，辨证是论治的前提，辨证为论治提供依据，要有效地治疗疾病，就要有一个正确的辨证。

中医的证是机体在疾病发展过程中的某一阶段的病理概括，包括病变的部位、病因、病性、疾病发展趋势和正邪关系，能全面、深刻、准确地提示疾病的本质。所谓辨证就是运用中医基础理论知识，尤其是四诊八纲及各种辨证方法，对疾病的临床表现进行分析、比较、综合，从而揭示疾病本质的过程。论治就是根据辨证的结果，确定相应的治疗疾病的手段和方法，也是对辨证是否准确的检验。"证同治亦同，证异治亦异"，一病选多方，一方治多病，关键就在于辨证。只有辨证准确，方能知常达变，圆机活法，临床才能左右逢源，取得满意疗效。

1.1 四诊合参方能正确地认证识病

古人云："四诊合参，庶可万全。"中医辨证论治的基本内容是四诊八纲，而要辨证则首先要认证，四诊是认证识病的重要手段。《丹溪心法》说："欲知其内者，当以观乎外；诊于外者，斯以知其内。盖有诸内者，必形诸外。"四诊方法是医者在长期医疗实践中逐步形成和发展起来的，各有其独特作用，不能相互取代，必须将它们有机结合起来，即"四诊合参"，才能全面而系统地了解病情，做出正确的判断。

毕老认为，人体是一个有机的整体，局部的病变可以影响及全身、内脏，可以从五官、四肢、体表各个方面反映出来，对疾病的正确诊断必须要做到望、闻、问、切四者合参，才能见病知源。反对夸大脉诊，夸大舌诊，反对一按脉、一望舌便判定病情，处方用药，而忽视四诊合参的原则。在四诊中，毕老重视"问诊"，认为问诊能很好地掌握患者病情的新旧，病位的深浅，病势的进退，以及其他的治疗过程、效果等，清楚的问诊是正确辨证的重要环节，断不可像江湖游医之类以"一诊"代"四诊"，故弄玄虚。如临证中，有个别患者来诊时只伸出手把脉，而不说一句话，似有考考医生之意，毕老定会对患者讲清望、闻、问、切四诊需综合分析、判断才能真正地辨清病证的道理，在详细地做好问诊后才会处方。毕老亦重视"舌诊"，强调观舌象必须要仔细全面，认为舌诊是一个客观性很强的辨证指标，章虚谷曰："观舌质可验其正之阴阳虚实，审苔垢即知其邪之寒热浅深。"舌象的变化能客观地反映正气盛衰、病邪深浅、病邪性质、病程进退，可以判断疾病转归和预后，对指导处方遣药有重要意义。如毕老在临床治疗复发性口疮时，观察到多数患者舌苔均为黄腻、黄干或白腻，结合重庆的潮湿环境及饮食辛辣的生活习惯，从脾胃湿热来辨治取得满意效果。

1.2　围绕主症进行辨证

辨证论治是中医认识疾病和治疗疾病的基本规范，是中医学对疾病的一种独特的研究方法和处理方法，也是中医药学优势的集中体现。辨证的过程就是将四诊所获得的资料，按照中医基础理论，去粗取精、去伪存真，分析、判断为某种性质的证候，为治疗提供依据。症状是人体发生疾病时产生的异常现象，症状的出现，是人体有了病变的客观反映。通过症状，可以探求疾病的内在变化，因此，症状是辨证的重要依据。

毕老认为疾病的主要症状是随病机的转化而变化的，主症能揭示疾病的本质，临床必须围绕主症进行辨证。主症可能是一个症状或几个症状，往往这一个或几个症状是疾病的主要矛盾，针对它来解决治疗问题，就会取得显著的疗效。当病情复杂，症状繁多，主次难辨时就以患者感觉最痛苦的症状为辨证依据。

如毕老曾诊治一潘姓 60 岁男性患者，因反复口干 15 年，舌苔发黑 15 个月来诊。患者诉 15 年前因"肾虚"大量服用补肾壮阳之品，用药一段时间后，出现口干，停药后症状不能改善，又自行服用六味地黄丸之类补阴药治疗，用药后口干未能缓解；其后曾在多家医院反复就诊，以养阴生津或养阴清热等法治疗，用药后疗效仍不理想。2003 年 8 月份开始，出现口腔上腭发干，局部有麻辣感，舌苔逐渐发黑，于 9 月份在重庆市口腔医院做相关检查未发现异常，后又以间断服用养阴、清热的中药治疗为主，前后服药 50 余剂，但症状无任何改善。来诊时症见自觉口腔上腭发干，局部有麻辣感，口腔腻，口不渴，胃纳差，腹胀，大便干结，小便黄，舌质红，苔前部色黄腻，中后部色黑微干，脉弦数。毕老诊察患者后，认为患者反复诉口干和舌苔发黑是自觉最为不适的症状，应以此作为辨证的关键点，结合病史及伴见的症状，综合分析后辨证为脾虚不运，湿热中阻；治以清利湿热，化浊行气，选用甘露消毒丹加减治疗 20 余剂，患者诸症全消，10 多年的顽疾得以解除，随访 1 年未见复发。

1.3　辨证和辨病应有机结合

"病"是一个从古沿用至今的概念，我国对"病"的记载始见于甲骨文，至西周时期的《山海经》已根据疾病的特点，具体记述了一些病名，马王堆汉墓出土的《五十二病方》记载了内、外、妇、儿、五官各科 100 多种疾病的治疗。病的概念包括了疾病发生、发展乃至结束的全过程，反映了疾病在人体各个方面所发生的异常变化。每种疾病均有其自身不同的发展规律及病变特点，也相应会有不同的治疗措施。

然而，中医病、证、症在应用中常有混淆，如有时将症状作为病来诊断，有时将病诊断为证，如将哮病称为哮证，将眩晕、头痛等症状亦作病名诊断。但是保持中医病名诊断仍属必须，因为通过对中医"病"的研究，可以把握其基本病机、演变规律，掌握疾病的个性、特殊性,确立治疗大法和基本方向,并能够准确判断其预后转归,而"伏其所主,先其所因",达到"知肝传脾,当先实脾"的目的。

毕老认为病有中医的病和西医的病,证则是只有中医的证型,在临床中三者应有机结合起来。中医的辨病、辨证,是根据四诊资料,辨认疾病的各自特征,确立相应的治疗方法,临床上常根据某一个或几个突出的表现做出"病"的诊断。现代医学的辨病,是对某一疾病的全过程的反映,它借助现代科技的不断发展,使用现代的各种理化检查,对病的认识较中医的藏象理论观更精确、更深入。其诊断标准和疗效判定标准,对疾病的控制和预后的判定,较传统中医更为完善。辨证是中医学的概念,辨病则是一个中西医共通的概念。如金寿山先生在《金匮诠释·自序》中言:"能辨证而不识病,可谓只见树木不见森林,在诊断上缺乏全局观点,在治疗原则上会毫无原则地随证变法;当然只识病而不辨证,也就是只见森林不见树木……诊断上虚实不分,治疗上实实虚虚,损不足而益有余。"因此,毕老认为辨证和辨病的有机结合,相互补充,取长补短,会使我们认识疾病更全面,治疗更有效。这样的结合是以中医辨证为本,同时也不忽视现代医学的诊断手段,将西医的一些阳性体征及检查结果等纳入中医的辨证、辨病中去,这样既有利于疾病的早期发现和早期诊断,也有利于拓展临床思路,而不是墨守成规,不接受新的信息和知识。

临床所见,一些疾病在一定的阶段存在无"证"可辨的情况,仅是通过西医的检查手段发现有阳性体征,如仅有血糖检测异常的糖尿病,相当于中医的"消渴病",许多患者无症状表现,用传统的中医理论难以辨病和辨证。又如现在常说的"亚健康状态",是健康与疾病之间存在的"第三状态",指主观感觉不适而临床未能明确病变或诊断为疾病的临床前期阶段。从生理角度讲,就是人体各器官功能稳定性缺失或失调,但尚未引起器质性损伤。从中医观点来看,亚健康状态应属"有证无病"的范畴。对于"无病"的"患者",现代医学是无药可用,无从着手;而中医便可以从不适的主观感觉来辨证,从整体调控,从阴阳气血入手,调其偏颇,以平为期,让疾病消失在初始阶段。

辨证施治的方法是中医的精髓。徐灵胎说:"病之总者为之病,而一病有数证",每个病都有常见的证型,每个证型都有常见的治疗大法和代表方剂。但是临床证候千变万化,因而处方用药也必须因人、因地、因时制宜,同时也应因病制宜。

1.4　辨证论治应方证相应

辨证论治是中医学的诊疗特色,"法随证立,方从法出,方以药成"体现了辨证论治中的证、法、方、药之间的紧密联系和高度统一。"证"在中医学的理法方药体系中占据着举足轻重的核心地位。方从法出、法随证立、方随证转,一切以"证"为中心而进行。对于临床应用的具体方剂来说,其配伍规律的实质亦是与"证"相对应,主药(君药)对应主证;臣药、佐药辅助君药并可对应兼证;使药调节缓和,方剂的君、臣、佐、使配伍围绕"证"为基础而加减变化。通常,不同组成的方剂各有其适应的病证,而特定病证则需要特定方药进行治疗。人们将这种临床特定的病证要求特定的方药治疗才能取得疗效的经验概括为"一方一证"或"方证对应"。"方书之祖"《伤寒论》等著名方书,皆是先出证后用方,即辨证选方或辨证组方,通俗地说,就是"有是证用是方",做到方证相应。方证相应的观点始于东汉张仲景,《伤寒论》317条曰:"病皆与方相应者,乃服之",指的就是方证相应。后经历代众多医家的发挥,逐渐成为中医临床处方用药最重要的指导原则之一。方证相应充分体现了传统中医学的优点和特点。

方随证转，方证相应的原则要求方剂必须随证的变化而变化，证不变方亦不变，证变则方亦变，所以前人说："病有千端，法有万变，圆机活法，存乎其人。"毕老认为，我们在临诊时，运用中医理论完成"辨证"以后，就要落实到"论治"上来，所选的方和药必须要和所辨的证是相符的，方与法统一，否则就无法达到满意的临床疗效。如选用前人的方剂，就必须根据具体的症情随症加减，灵活变化，决不可生搬硬套，原方照抄。

评价临床疗效主要是以患者经过针对性治疗后症状、舌象和脉象的是否改善为依据的，疗效是判断选方与辨证是否对应的重要依据，即疗效愈好则表明该方与该证愈对应，反之则不对应。如前例因反复口干15年，舌苔发黑15个月来诊的潘姓患者，毕老辨证为脾虚不运，湿热中阻，选用甘露消毒丹加减治疗，患者诸症全消，10多年的顽疾得以解除，即证明了所选方和所辨证是相对应的。

总之，辨证论治是中医理论的核心和灵魂，是对生命科学的正确认识。临床上如果摒弃了辨证论治，而单纯地见血止血、头痛医头、脚痛治脚，均难以取得理想的治疗效果，甚至无效。

2　选方用药博采众长

毕老认为用药如用兵，处方如布阵，中医治病讲究理、法、方、药，方、药是辨证论治的重要环节，选方用药直接反映了辨证论治水平的高低，是决定疗效的关键。毕老在临床中选方用药以"有效"为基本原则，师古而不泥古，创新而有法度，博采众长，灵活化裁。

2.1　善用成方，灵活变通

毕老认为中医古籍是中医的宝贵财富，集中了历代中医的临证精华和智慧，其中的许多方剂，历经几千年，沿用至今，有确切的临床疗效是其具有强大生命力的关键所在。成方是前人长期临床经验的结晶，要把成方使用得得心应手，就必须不断地通过实践提高辨证、立法、选方用药"三位一体"的水平。辨证准确，选方恰当才能收到显著的疗效，事半功倍。但临床应用成方时应无门户之见，选方独到而不失规矩，"善用方者不执方，而未尝不本于方也"。只要临床验之有效，皆应视为良方。现将毕老临床常用的升阳益胃汤和止痛如神汤介绍如下。

2.1.1　升阳益胃汤

升阳益胃汤出自金元四大家之一李东垣的《内外伤辨惑论》。书中曰："脾胃虚则怠惰嗜卧，四肢不收。时值秋燥令行，湿热少退，体重节痛，口苦舌干，饮食无味，大便不调，小便频数，不欲食，食不消。兼见肺病，洒淅恶寒，惨惨不乐，面色恶而不和，乃阳气不伸故也。当升阳益气，名之曰升阳益胃汤。"脾土虚弱不能制湿，湿邪重滞故感到体重，关节疼痛，四肢无力，不思饮食；中焦不能布化水谷精微，而见口苦、口中无味；中运不健，传化失司，故二便皆不调顺；土不生金，母病累子，故肺弱表虚，而见洒淅恶寒；阳气不伸，故面色不和，惨惨不乐。总的病机为湿热之邪未清，脾胃虚弱，致肺弱表虚，其病位之本在脾胃，病位之标却在于肺。

升阳益胃汤由黄芪、人参、半夏、陈皮、炙甘草、羌活、独活、防风、白芍、茯苓、柴胡、白术、泽泻、黄连十四味药组成。毕老认为方中半夏、白术燥湿，茯苓、泽泻渗湿而降浊阴；羌活、独活、防风、柴胡升举清阳之气，风药并能胜湿；少佐黄连以退阴火、疗湿热，防升散太过；陈皮平胃气；人参、黄芪、炙甘草益肺气；白芍酸收敛阴和营，并能防止羌活、柴胡辛散太过。观其立法，全方补中有散，发中有收，纵横开阖，升降气机，扶正祛邪，正气足，阳气生，则身健病愈。重庆处两江交汇之地，气候多雨潮湿，外湿之邪易侵袭人体，多犯脾胃，致脾失健运，湿从内生；而脾失健运，容易招致外湿侵袭。因此，临证之中脾虚湿胜、升降失司之虚实错杂诸证往往多见，而升阳益胃汤健脾益气、补中升阳，不失为治疗此证的好方。毕老临床善于把握病机，将本方一方多用，为其所长，随症加减，灵活化裁，而收异病同治之功，疗效颇佳。

病例一：

张某，女，62岁。因肩背疼痛，身困重10天于12月26日来诊。患者因10天前受凉后出现头晕、流涕、打喷嚏、一身疼痛，自服抗病毒冲剂、维C银翘片等药后，流涕、打喷嚏等症状消失，但感肩背疼痛，身困重，神疲乏力，不思饮食，大便溏，舌质红，苔白，脉细。既往有慢性胃炎、慢性肠炎病史。毕老认为此乃典型的脾虚夹寒湿，阳气不升之证。处方：党参20g，白术15g，黄芪20g，黄连6g，半夏15g，陈皮15g，茯苓20g，泽泻20g，羌活15g，独活20g，防风15g，柴胡15g，白芍15g，红枣10g，威灵仙20g，生姜2片，甘草6g。3剂，每日1剂，水煎400ml分3次服。患者服方3剂后，诸症全消。

病例二：

吴某，男，43岁。因头晕，不思饮食3天于2月25日来诊。患者3天前醉酒，醒后即感头晕、不思饮食、一身强、神疲乏力、寐差、多梦，治疗2天症状无改善故来诊，查舌质淡，苔白腻根部黄，脉濡。毕老认为此为酒食不节损伤脾胃，酿湿热于内，湿重热轻。处方：党参20g，白术15g，黄芪20g，黄连8g，半夏15g，陈皮15g，茯苓20g，泽泻20g，防风15g，羌活15g，独活20g，柴胡15g，白芍20g，红枣10g，夜交藤30g，白土茯苓20g，茵陈20g，滑石20g，甘草6g。2剂，每日1剂，水煎400ml分3次服。患者服方后神清气爽，纳食量恢复如常。

病例三：

邓某，男，48岁。因四肢乏力5天，行走困难2天于2月16日来诊。患者5天前因受凉后出现四肢乏力、微咳、纳差，服用感冒药后咳嗽缓解，但四肢乏力逐日加重，不思饮食，思睡。2天前，下肢乏力加重，伴行走困难，故来诊。现症：身软乏力，尤以下肢为甚，行走困难，头困重，思睡，不思饮食，大便溏，小便正常，舌质淡红，苔白腻，脉滑。毕老认为此为外湿困脾，阳气不升。处方：党参20g，白术15g，黄芪20g，黄连6g，半夏15g，陈皮15g，茯苓20g，泽泻20g，防风15g，羌活15g，独活20g，柴胡15g，白芍15g，红枣10g，桂枝15g，怀牛膝15g，木瓜20g，甘草6g。3剂，每日1剂，水煎400ml分3次服。3日后患者家属来院做针灸治疗，反馈信息说患者服药2剂后症状全消。

按 上三例患者，症状虽有寒热虚实错杂之不同，但均有脾虚湿胜，升降失司的病机特点，都以升阳益胃汤加味治疗，寒重者加祛湿散寒的药物，热重者加清热利湿的药物，湿重者加重利湿的药物，故能使患者很快恢复如常。所以，只要辨证准确，加减得法，一方就能治多种疾病。

2.1.2　止痛如神汤

止痛如神汤源于《外科启玄》，由秦艽、桃仁、皂角子、当归、苍术、防风、泽泻、黄柏、槟榔、熟大黄组成，功能清热利湿、消肿止痛，主治痔发作时肿胀疼痛。现代临床亦多用于治疗肛肠科疾病，其他科别的病证少有用之。毕老认为止痛如神汤是集清热解毒和活血化瘀两法于一方，将其随症加减用于治疗急性化脓性扁桃体炎、急性乳腺炎、急性腮腺炎、无名肿毒等，每获良效。

病例一：

田某，女，27岁。于1月28日来诊。患者产后14天，于4天前突然出现乳汁不通畅伴乳房胀痛，逐日加重，现乳汁全无，乳房红肿、灼热、胀痛，纳少，大便干，小便正常，睡眠差，舌质红，苔黄，脉弦数。诊断为乳痈，辨证为热毒炽盛，乳汁壅滞。治以清热化瘀，通乳消肿。处方：苍术15g，黄柏15g，秦艽15g，防风15g，归尾15g，桃仁15g，泽泻15g，王不留行15g，漏芦15g，青皮15g，柴胡15g，皂角刺12g，槟榔片10g，通草10g，大黄5g（后下），甘草6g。3剂，每日1剂，水煎400ml分3次服。患者服药1剂后乳房红肿、灼热大减，3剂后即乳汁通畅，乳房红肿、灼热、胀痛完全缓解。

病例二：

王某，女，10岁。于12月22日来诊。患者3天前受凉后出现发热、咽痛，测体温40.1℃，在外院诊为化脓性扁桃体炎，予以抗生素静脉滴注，用药后体温降至39℃，次日体温又升至40℃，输液后体温降至38.5℃，今晨测体温又升至39.5℃，来诊时患者发热，咽痛，头昏，纳呆，大便稀溏，小便少，睡眠可，舌质红，苔薄白，脉数。查体：体温39.8℃，咽部充血，扁桃体Ⅲ度肿大，表面有少量脓性分泌物，心肺听诊无特殊。诊断为急乳蛾，辨证为肺胃蕴热，血毒积聚。治以清热解毒，化瘀排脓。处方：苍术12g，黄柏12g，秦艽12g，防风12g，归尾12g，桃仁12g，泽泻15g，槟榔片8g，皂角刺15g，板蓝根20g，黄芪20g，白花蛇舌草20g，甘草6g。2剂，每日1剂，水煎400ml分4次服。3天后来诊，患者诉服药1剂后即未再发热，现已无咽痛，纳增，舌质红，苔薄白，脉缓。查体：体温36.8℃，咽部轻度充血，扁桃体Ⅱ度肿大，表面无脓性分泌物，心肺听诊无特殊。再续服上方3剂而痊愈。

病例三：

王某，女，8岁。于12月20日来诊。患者于2天前出现发热，测体温38.0℃，家长予以感冒药服用，用药后症状未减轻，又见左侧腮部肿痛，咽痛，咀嚼不便，上症加重，遂来诊。现症：发热，左侧腮部肿痛，咽痛，咀嚼不便，纳少，大便干，小便黄，舌质红，苔薄黄，脉数。查体：体温38.5℃，腮部以耳垂为中心漫肿，扪之边缘不清，皮肤不红，压痛明显，左侧腮腺管口红肿，咽部充血，扁桃体不肿大，心肺听诊无特殊。诊断为痄腮，辨证为热毒蕴结。治以清热解毒，化瘀散结。处方：苍术12g，黄柏12g，秦艽12g，防风12g，归尾12g，桃仁12g，泽泻15g，槟榔片8g，皂角刺15g，板蓝根20g，牛蒡子12g，桔梗10g，甘草5g。3剂，每日1剂，水煎400ml分3次服。用药当天晚上患者体温即恢复正常，第二天腮部肿痛、咽痛明显减轻，第三天诸症皆除，患儿如常。

按　上三例患者，究其发病原因有西医所论之细菌感染或病毒感染，但中医均谓之火热毒邪壅滞而发。《医宗金鉴》云："痈疽原是火毒生"，火热毒邪亢盛，血受灼烁，邪热与壅滞的气血蕴结成块，则发为痈肿。毕老认为火毒之邪与气血瘀积，治疗时单用清热解毒之品，往往作用较小，病变经久不愈，适当配伍活血化瘀之品于清热解毒之剂中，则能使气血和畅，引清热解毒药直达病所而提高疗效。据有关资料报道，清热解毒药与活血化瘀药配伍使用，可以调节机体反应性，改善局部血液循环，更能加强抑菌和解毒的作用。因此，在抗生素滥用的今天，细菌耐药性不断增强，中药的使用应该有更广泛的前景。

2.2 善学验方，不断完善

"关键是疗效"曾常见于各类药品广告中，疗效是评判方剂是否合理、是否有生命力的关键。毕老认为验方能流传定有其疗效，有疗效说明组方就有合理性，学习运用民间验方，要善用他人之长，并在临证中揣摩、验证，经反复应用不断总结完善，方能真正为己所用。现将毕老临床常用且确有很好疗效的益气解毒汤和宣肺理气汤的使用介绍如下。

2.2.1 益气解毒汤

益气解毒汤由黄芪、黄柏、黄连、金银花、藿香、厚朴、苍术、土茯苓、寄生组成，是已故贵州名医石玉书先生为治妇科湿热带下症而创立的经验方。毕老在贵阳中医学院附属医院毕业实习时得此方后，仔细揣摩方义，认为此方以黄芪益气固表，托疮排脓，利水；黄连、黄柏清利中下焦湿热，金银花清血分热毒，土茯苓分利下焦湿毒；藿香、厚朴、苍术运脾，善治中下焦水湿肿毒；寄生养血通络，有充肌肤之功。其中黄连、黄柏虽苦寒，适量用之又能健脾醒胃，藿香、厚朴、苍术与黄芪配伍则脾胃健运而不滞；再者，黄芪托疮利尿，助土茯苓以利湿，助黄连、黄柏、金银花以解毒；寄生与黄芪配伍，一阴一阳，益脾肺、补肝肾，两药虽补，但不恋邪，无碍于清热解毒利湿。毕老在数十年的临床实践中将益气解毒汤作为治疗多种气虚湿热证的基础方，应用范围十分广泛，尤其是将之作为主方用于多种皮肤病，匠心独运，取得显著效果。毕老认为皮肤病的发生多因风、湿、热、毒等邪侵袭人体肌肤，但"正气存内，邪不可干"，故而治疗皮肤病时，不可一味单行祛风、清热、解毒、利湿之剂，适当结合补益之法，顾护人体正气，则取效较捷。益气解毒汤虽为扶正与驱邪合剂，宗旨则为益气利湿解毒，符合皮肤病的基本病机，与中医治疗皮肤病主张"治外必本诸内"之精神相一致，临床上以此为主方，辨证施治，随症加减，故而取得了见效快，复发少的满意疗效。

病例一：痤疮
黄某，女，31岁。于2月26日来诊。有颜面部皮肤反复起黑、白头粉刺及红色丘疹病史10余年。1周前，因食辛辣食物后颜面发红色丘疹10余个，伴皮损处疼痛、微痒，大便干结，小便黄，舌质红，苔黄，脉滑。检查：颜面皮肤油腻，见10余个散在毛囊性丘疹，周围色红。辨证为肠胃湿热，蕴阻肌肤。治以清热化湿，解毒通便。处方：黄芪30g，黄柏15g，黄连10g，金银花20g，藿香12g，寄生15g，苍术15g，厚朴15g，土茯苓30g，白鲜皮20g，地肤子20g，白蒺藜15g，黄芩15g，槟榔10g，甘草6g。3剂，每日1剂，水煎400ml分3次服。服3剂后颜面丘疹减小，周围不发红，大便日一行，解便顺畅。再依原方服3剂，粉刺完全消除。随访半年未复发。

按 痤疮是临床常见病，多发于青春发育期的男女，成年后亦可发病，往往病程缠绵，可迁延数年。毕老认为此病多因平素喜食辛辣厚味，湿热内结于肠中，不能下达，反而上逆，蕴阻于肌肤，发于肌表而成；加之病程缠绵 10 余年不愈，又多有正虚，故湿、热、虚为其主要病理改变。治疗宜在清热化湿、解毒通便的同时，适当补益正气。益气解毒汤益气利湿解毒，黄芩、槟榔泻热通便；白鲜皮、地肤子、白蒺藜清热利湿止痒。诸药合用达到了标本兼治的目的。

病例二：慢性荨麻疹

赵某，女，33 岁。于 11 月 19 日来诊。患者有慢性荨麻疹病史 6 月余，曾使用抗过敏药物及中药治疗，疗效甚微。现每晚全身皮肤瘙痒，起红色风团，次日风团不消退，仅瘙痒减轻，伴见鼻塞、神疲乏力、睡眠差，纳可，二便调，舌质淡红，苔白，脉细数。有过敏性鼻炎病史 5 年。检查：全身皮肤肤色偏红，腹部及手臂可见数十个大小不等的淡红色水肿性风团，无压痛。辨证属气血不足，郁热内结。治以益气养血，清热疏风。处方：黄芪 30g，黄柏 20g，黄连 8g，金银花 20g，藿香 15g，寄生 15g，厚朴 15g，苍术 15g，白土茯苓 40g，生地黄 20g，丹皮 20g，苍耳子 15g，辛夷 15g，蝉蜕 15g，刺蒺藜 20g，女贞子 30g，旱莲草 30g，甘草 6g。5 剂，每日 1 剂，水煎 400ml 分 3 次服。服 5 剂后来诊，诉每日皮肤瘙痒发作时间缩短，风团数量减少，睡眠好转，但瘙痒程度减轻不明显。查肤色正常，未见风团，舌质淡红，苔白，脉细数。减原方蝉蜕，另加蛇蜕 15g，5 剂。服 5 剂后来诊，诉已 2 天皮肤未再出现风团、瘙痒，为巩固疗效，原方再服 5 剂。随访 3 个月未复发。

按　慢性荨麻疹的病因病机主要是禀赋不足，外感风、寒、湿、热之邪，凝聚肌肤，或饮食不当，过食腥膻辛辣之品，助湿生热，酿成热毒，内不得透，外不得发，导致气血壅滞，形成风疹块。毕老认为本病是因虚而病，且多为血虚，或气（阳）虚，或气血两虚，即使初病不虚者，病久也必耗伤气血而致虚；且本病久病缠绵，反复发作，日久必致郁热内结。故选用益气解毒汤以益气固表，清热解毒；二至丸养阴血，清热凉血；生地黄、丹皮凉血活血；蝉蜕、刺蒺藜祛风止痒；苍耳子、辛夷祛风，通鼻窍。诸药共用以使正虚得以调补，郁热得以解除，反复发作之顽疾得以根除。

病例三：疖病（暑疖）

方某，男，2 岁。于 2004 年 8 月 2 日来诊。6 天前头前额生出数个红色丘疹，次日增大成黄豆大小的红色结节，蔓延至头部及腹部，伴疼痛，家长予以阿莫西林口服，3 天未效。现头顶、胸、背及四肢均有红色结节，伴啼哭不能安睡，食欲差，身热，多汗，小便黄少，大便干结、奇臭，舌红，苔黄厚腻，指纹沉赤过气关。患儿平素食欲差，入夏以来更甚。检查：体温 38.7℃，全身皮肤可见多个散在黄豆大小的红色结节，触之疼痛，其周围有成片的痱疹，局部皮肤潮红。辨证为暑热浸淫，湿毒蕴结。治以清热解毒，祛暑利湿。处方：黄芪 15g，黄柏 9g，黄连 5g，金银花 15g，藿香 9g，寄生 5g，厚朴 6g，苍术 9g，土茯苓 25g，苦参 15g，大黄 3g（后下），甘草 3g。2 剂，每日 1 剂，水煎 200ml 分 4～5 次服。服药 1 剂后解稀溏大便 3 次，量多。服 2 剂后体温正常，全身疖肿、痱疹明显减轻，但纳差、神倦、多汗，原方去大黄，加鸡内金 6g，神曲 10g，怀山药 15g，甘草 3g，再服 5 剂。1 周后随访全身疖肿、痱疹消失，食量大增。

按　暑疖是生于皮肤浅表的化脓性疾病，多见于婴幼儿，常发于头部、胸、背及四肢，因夏季暑湿之邪侵袭肌表，湿热蕴郁于肌肤，不得外泄，熏蒸皮肤而发。毕老认为暑邪易伤正气，湿热之邪常抑制正气的充达，而婴幼儿为纯阳之体，脏腑之气未充，易出现虚实夹杂为患，故治疗时要注意顾护小儿的正气。益气解毒汤在选用清热解毒，祛暑利湿之品的同时，用黄芪补益中土，顾护小儿后天之本，寄生补肝肾，充肌肤，消痈肿，达标本兼顾的目的。

病例四：色素性紫癜性苔藓样皮炎

苏某，女，69 岁。于 2004 年 6 月 23 日来诊。患者于 5 年前不明原因双小腿皮肤出现铁锈色丘疹，伴有紫红色瘀点，局部皮肤瘙痒，渐发展至大腿，诊断为"色素性紫癜性苔藓样皮炎"，对症治疗后痒减，皮疹渐退，皮损颜色减淡，但停药后易复发，尤以夏季为重。1 个月前上症复发，症状逐日加重，现双下肢皮肤有铁锈色丘疹伴色素沉着，不痒，局部皮肤灼热，纳可，二便调，舌质暗红有瘀斑，苔薄白，脉沉细。检查：双下肢从足背、踝部内外侧向上至大腿可见对称群族性细小铁锈色斑丘疹，大部分融合成片，边界不清，伴有紫癜样损害，皮纹稍粗，触摸皮肤肥厚，呈苔藓样化，局部皮肤温度较正常偏高。辨证为热毒郁结，瘀血阻络。治以清热解毒，凉血散瘀。处方：黄芪 40g，黄柏 20g，黄连 8g，金银花藤 20g，藿香 15g，寄生 15g，厚朴 15g，苍术 15g，土茯苓 40g，生地黄 30g，丹皮 30g，赤芍 30g，川牛膝 20g，紫草 20g，茵陈 20g，龙胆草 15g，水牛角粉 10g（兑服），甘草 6g。5 剂，每日 1 剂，水煎 400ml 分 3 次服。服方 5 剂后，患者双下肢铁锈色丘疹及紫癜明显减少，皮肤温度正常，舌质暗红，苔白，脉细。减上方水牛角粉，再服 7 剂后皮疹全消，仅留有褐色皮肤色素沉着。随访 2 年未再复发。

按　色素性紫癜性苔藓样皮炎是由毛细血管扩张引起的出血性斑点和含铁黄素沉着的慢性皮肤病，西医认为本病的发病原因不明，临床治疗多用皮质激素、维生素 C 等，但停药后易复发。毕老认为此例患者为热毒之邪蕴结，血热妄行，血溢脉外，瘀积于肌肤之间而成，其病程长，久病伤正，治疗单以祛邪为法，必致邪未去正更伤。因此选用益气解毒汤合犀角地黄汤（犀角用水牛角粉代替）为主方，以清热利湿解毒、凉血消斑散瘀之品，配合黄芪、寄生扶正固表；加用紫草以增强凉血活血之力；龙胆草、茵陈增强清热利湿之效；川牛膝活血祛瘀，引药下行。诸药共用而邪去正不虚，气旺血不瘀。

毕老认为皮肤病总的病机特点为邪实正虚，临床所见病证以外受或内生之风、湿、热、毒等邪致病多见，诸邪多兼挟为患，侵袭人体皮肤后，常阻于皮肤之间，内不得通，外不得泄，熏蒸为患，而出现瘙痒、红肿、疼痛、皮疹、水疱、风团、糜烂等皮肤疾病；其中尤以湿、热蕴于肌肤，甚则与气血相搏，致气血运行失常，致病势较重，病程迁延日久，缠绵难愈。同时皮肤病的发生与人体的气血盛衰有着密切关系，气血盛者，即使感受外邪，或情志内伤等也不一定发病；反之，则易于发病；气血充足亦对皮肤病的整个病程长短有影响。《内经》曰："正气存内，邪不可干""风雨寒热不得虚，邪不能独伤人"。《诸病源候论》说："夫体虚受风热湿毒之气，则生疮"，说明只有在人体正气虚的情况下，外邪才是致病的因素。毕老通过长期的临床实践摸索，认为益气解毒汤以益气利湿解毒为宗旨，为扶正与驱邪合方，符合皮肤病的基本病机，与中医治疗皮肤病主张"治外必本诸内"之精神相一致，临床上辨证施治，随症加减，取得了较好的疗效。

2.2.2　宣肺理气汤

经验方宣肺理气汤（当归、川芎、青皮、陈皮、杏仁、桑白皮、半夏、茯苓、五味子、川贝母、甘草）是毕老在 20 世纪 70 年代从一亲戚处所得，据说是来自于天津某老中医的经验方，治疗慢性支气管炎、肺气肿有很好的效果。毕老将之用于临床，发现此方对慢性支气管炎、肺气肿以咳嗽或气喘为主要见症者，效果并不理想；对缓解期以痰多、胸闷、气紧、气短等症为主，咳嗽或气喘为次者，则疗效不错。毕老认为慢性支气管炎缓解期，痰浊之邪仍贮留肺间，致肺气壅塞，宣降失司发为咳喘，宣肺理气汤方中当归、川芎、青皮理气活血，配合止咳化痰之品，可使痰浊得清，血运正常，气机畅达，肺脏复其宣降之职，而使咳喘、痰多、胸闷、气紧、气短等症状减轻或缓解。因此，毕老临床常以此方作为基础方，酌加补肺益肾、健脾化痰等调理之品，广泛用于慢性支气管炎缓解期的调理，确实能达到标本兼治的目的。

病例：

许某，男，73岁。于2004年11月13日来诊。患者有慢性支气管炎病史13年，咳嗽、咳痰、气喘常因受凉反复发作。1个月前感寒受凉后，咳嗽，咳白色泡沫痰，咳甚则气喘，予以抗生素、止咳化痰平喘药治疗后，上症减轻。现症：咳嗽，尤以晨起后咳甚，咳少量白色黏痰，胸闷，动则气紧，纳可，大小便正常，舌质暗红，苔白，脉滑。检查：双肺听诊呼吸音低，右侧中下肺可闻及少许细湿啰音。辨证为痰浊阻肺，肺失宣降。治以化痰止咳，理气活血。用经验方宣肺理气汤加减：当归15g，川芎15g，青皮15g，陈皮15g，杏仁15g，桑白皮15g，半夏15g，茯苓20g，五味子15g，苏子15g，紫菀15g，前胡12g，川贝母10g，甘草6g。5剂，每日1剂，水煎400ml分3次服。服药5剂后，咳嗽、咳痰、胸闷、气紧明显减轻，继以本方为基础，酌加补肺肾、健脾胃之品调理月余，诸症缓解，一冬咳喘未再复发。

按　慢性咳嗽迁延不愈，痰浊之邪贮留肺间，致肺气壅塞而反复咳嗽。肺主气而朝百脉，肺的宣发布散作用可辅佐和调节血脉的正常运行。肺气宣降功能被破坏时，均可致血行不利、血行迟缓而形成瘀血。瘀血乃有形之邪，可阻滞肺络，壅塞肺气，加重气机升降出入之失常，使肺的呼吸功能受影响，因此瘀血亦是咳嗽、气喘日久不愈的一个重要病因病机。毕师临证治疗慢性支气管炎引起的咳嗽、气喘时，选用宣肺理气汤，以化痰止咳、降气平喘佐以理气活血，使血运正常、气机畅达、肺脏复其宣降之职而疗效倍增。

2.3　用药灵活而不失法度

毕老认为用药就必须要熟知药性、归经，重视学习前人经验，结合现代中药药理研究成果，在辨证论治的基础上，灵活选用，才会取得满意的临床效果。正如施今墨先生所言："临证如临阵，用药如用兵。必须明辨证候，详慎组方，灵活用药。不知医理，即难辨证；辨证不明，无从立法；遂致堆砌药味，杂乱无章。"

2.3.1　药不在贵，用之宜当

中药的种类数以千计，包括植物、动物、矿物及人工制品，但常用者200～300种。当代名医蒲辅周曾在其《略谈辨证论治》一文中说："药不在贵，用之宜当"，认为"药之贵贱，不能决定疗效高低，用适当才能治病"。毕老亦非常赞同此观点，认为选药要以常用、价廉的药物为主，对稀少、生僻及价格昂贵的药物，非不得不用时不选。毕老以治疗咳嗽见长，观其处方中常用药多为杏仁、桔梗、桑白皮、百部、前胡、紫菀、款冬花等，每剂药20元左右，如价格较贵的川贝母则极少用之。

2.3.2　以法统方，随症加减

毕老认为中药方已沿用了数千年，人类也繁衍生息了许多代，生态环境、饮食起居习惯等的变化使人体生理功能亦发生了变化；再者，由于人口增长、环境污染等影响，天然长成的中药材越来越少，而人工种植的中药材，其效力远不如野生的，西药的使用使病菌的耐药性增强，仍按传统中药处方的药味和剂量治病，只能事倍功半，难除疾患。因此，传统的中药方要符合现代治疗疾病的需要，必须要有所改变。我们临证诊病是运用中医理论，完成"辨证"→"论治"→"立法"→"定方"的过程，所以这样的"变"是有原则的变化，必须是在"以法统方"的基础上，根据立法去选方，根据立法的需要去加减药物和药量，以更好地满足立法的要求，提高疗效。

2.3.3　善用药对

药对是方剂中同时并用的两味或三味药，配伍使用后，可以增强治疗效果。临证中，毕老常用的对药配伍有党参配黄芪（补气）、杜仲配续断（补肾强腰）、神曲配山楂（消谷肉食积）、苍术配厚朴（燥湿行气）、蜈蚣配全蝎（息风解痉）、细辛配石膏（清热泻火，通络止痛）、黄芩配槟榔（清热通便）等。其中，黄芩配槟榔是毕老多年临床经验的总结，对胃肠积热所致的便秘有很好的疗效，对各种顽固性便秘在辨证的基础上加以运用，亦有满意疗效。

2.3.4　善用引经药

毕老认为，在辨证基础上根据病变的具体部位，在方药中选用不同的引经药，可以使药效集中，直达病所，而提高疗效，引经药可以用一味、两味。如毕老治疗皮肤病时，病在上肢常选用桑枝，在下肢则加川牛膝；治疗脘腹胀痛时，选用理气止痛药，痛在胃脘用木香，痛在胁肋用香附、柴胡，病在小腹用乌药；咳嗽胸痛，常选用橘络、丝瓜络。

2.3.5　结合辨病用药

毕老认为现代中药药理研究拓展了许多中药的运用范围，如蒲公英、黄连等能抑制或杀灭幽门螺杆菌，大黄止血，乌贼骨、灶心土能制胃酸，板蓝根、大青叶、贯众等能抗病毒，五味子、田鸡黄能降转氨酶等，只要是在辨证的基础上选用针对"病"的用药，确实能使治疗效果得到提高。毕老在长期的临床实践中亦有自己独到的经验用药。《先醒斋医学广笔记》载有头痛神方，"土茯苓四两，银花三钱，蔓荆子、防风各一钱，玄参八钱，天麻一钱，辛夷、川芎各五分，黑豆四十九粒，灯芯二十根，芽茶五钱，井、河水各半，煎成一盅服"。《春脚集》载有立愈汤治一切头痛，"土茯苓一两，何首乌三钱，天麻、当归、防风各二钱"。两方皆重用土茯苓治疗头痛，毕老依据此法，临床治疗头痛时，多在辨证的基础上重用土茯苓30～40g，经数十年临床实践证实，确能增强止痛之功效。

3　注重顾护脾胃

脾胃为后天之本、气血生化之源、气机升降的枢纽，人以胃气为本。胃的生理功能主要为主受纳、腐熟水谷。饮食营养，经过胃初步消化后形成的食糜，其精微需经脾之运化而营养全身，所以胃气的盛衰，对于维持机体生命活动至关重要，故《内经》称胃为"五脏之本"。胃主通降，以降为和。饮食物入胃，经过胃的腐熟后，必须下行入小肠进一步消化吸收。胃的通降是胃受纳的前提条件。胃失和降，不仅会影响食欲，而且可因浊气在上而发生口臭、脘腹胀闷或疼痛及便秘等症状。胃气上逆还可出现嗳气、恶心、呕吐、呃逆等症状，所以说"胃以降为和"。而脾的生理功能主要是运化、升清和统血。脾把水谷化为精微，并将精微物质吸收、输布至全身。脾气上升，并将其运化的水谷精微，向上输送至心、肺、头目，通过心肺的作用化为气血，以营养全身。脾的升清不仅如此，还包括维持内脏位置的相对恒定。脾气主升对内脏位置有重要作用，如果脾气不能升举而下陷，则可见各种内脏的下垂症状。脾还有统摄血液在脉内运行，不使其逸出脉外的作用。同时，胃的受纳、腐熟水谷功能必须与脾的运化功能相配合，才能使水谷化为精微，以化生气血，供养全身。胃的通降是相对脾的升清而言的，在中医藏象学中，常以脾升胃降来概括整个消化系统的功能活动。因此脾胃互不可分，唇齿相依。

"四季脾旺不受邪""内伤脾胃，百病由生"，毕老认为在疾病治疗时应该注重脾胃的调理，做到时时照顾脾胃，力求避免伤脾碍胃，注意脾胃功能的调摄，往往能收到事半功倍的疗效。因为"伤脾则令泄，碍胃则妨食"，将给疾病的消除带来不利的影响。脏腑之间是互相联系、互相影响的，脾胃之病亦常影响他脏，使之发病，如可影响心、肺、肝、肾等，形成心脾同病、肺脾同病、肝脾同病、脾肾同病等。而心、肺、肝、肾的疾患也往往会使脾胃致病。因此，毕老认为顾护脾胃，不仅局限于脾胃病的治疗，更广泛地适用于内、妇、儿、外、五官等各科杂病之中。特别是对重病、久病及病后的调理，"调中央以通达四旁"，在临床辨证治疗过程中必须要注意脾胃，正所谓"留得一分胃气，便有一分生机"，脾胃健旺，方得正气振奋，也能传达药力，除病祛邪，身体安康。

如毕老在临证治疗肿瘤时，提倡以顾护胃气为主，所谓"胃气存则生"。常用补中益气汤、六君子汤、参苓白术散等以健脾养胃，益气扶中为基础方，酌加现代药理研究已证实具有抗癌作用的药物，同时亦提倡"药补不如食补"，鼓励患者尽量正常进食，多能使患者生活质量提高，生存期延长，获得较好疗效。再如毕老临床使用寒凉、活血破血、软坚散结之品时，常顾及其易损伤脾胃，导致食欲减退、胃纳减少，多同时加用炒麦芽、炒谷芽、鸡内金、神曲、山楂等以顾脾护胃。

4 善用活血化瘀法

活血化瘀是祖国医学的一个重要治则，产生于"血瘀"学说。《内经》有"恶血""血凝""血痹"的记载，提出"血实宜决之""结者散之"的治疗法则。《伤寒论》《金匮要略》中有"瘀血""畜血""干血症"的病证，并叙述了活血化瘀法的应用，并提出了下瘀血汤、鳖甲煎丸等治疗方药。以后历代医家对活血化瘀学说又有所发展，清代王清任在《医林改错》中进一步总结了活血化瘀法的临床运用，创立了逐瘀诸方；清末唐容川著《血证论》则更进一步发展了活血化瘀法的治疗法则，主张治疗血证要注意化瘀生新，提出"故凡血证，总以祛瘀为要"的重要观点。

毕老认为活血化瘀就是用活血、破血逐瘀、攻坚的药物达到疏通血脉、推动血行或开瘀通阻、祛瘀生新、攻坚散结作用。其临床应用不外乎行气活血、益气活血、清热化瘀、温经活血、豁痰化瘀、活血利尿、活血解痉、活血止血八法。

行气活血。"气为血之帅，血为气之母"，气血是人体生命活动的物质基础，气血互相依存。"气行则血行，气滞则血瘀"，《沈氏尊生书》指出："气运乎血，血本随气以周流，气凝则血亦凝矣，夫气滞血凝，则作痛作肿，诸变百出。"气滞易致血瘀。气滞血瘀证见疼痛，痛处随气滞血瘀部位而定，或在两胁，或在胃脘，或在胸膈少腹，胀痛或刺痛，得寒温而不解，入夜加剧，精神抑郁，烦躁不安，或易怒喜哭，纳谷减少，脉多弦或滞，治当行气活血，方用复元活血汤、血府逐瘀汤、少腹逐瘀汤。

益气活血。气虚无以推动血的运行，血行缓慢，脉络不充，血流不畅，日久成瘀，其病理是气虚为本，血瘀为标，成本虚标实之证。如气虚血瘀，经络不畅，络脉之濡养亦不足，偶感外邪，深入不得宣泄，营气不得运行于肌表，出现肌肤麻木不仁，活动不利，选方用补阳还五汤，重用黄芪；气虚血瘀，心失所养，则见心悸、气短、胸痛、舌绛、唇青，治当益气活血、宁心，可选用冠心 2 号（丹参、赤芍、川芎、红花、降香）加人参、黄芪。上两方均以治气虚为本，佐以活血化瘀以治其标，气虚得复，气血活畅，积瘀渐去。

清热化瘀。热为阳邪，能煎熬津液，消灼气血，热毒亢盛，血受灼烁，邪热与壅滞的气血蕴结成块，发为痈肿。临证之中，毒邪与血瘀积，病变往往经久不愈，若适当配伍活血化瘀之品于清热解毒之剂中，使气血和畅，引清热解毒药直达病所而提高疗效。如毕老运用《外科启玄》的止痛如神汤加王不留行、柴胡、牛膝，治疗乳痈未成脓者，往往 3 剂可愈。

温经活血。寒为阴邪，其性收引凝滞，受寒邪而致经脉阻滞，血行随之而瘀的病证，可以用温热药物达到祛除寒邪之效，配以活血化瘀通络，使气血流畅而消除疾病。如临床治疗血虚有寒，血脉运行不畅，而致手足厥冷的当归四逆汤证即为温经活血之法。

豁痰化瘀。经脉为气血运行的通道，若瘀血阻滞，经脉痹塞不通，气血运行受阻，络脉空虚，腠理不密，风邪得以乘虚而入，引动痰湿流窜经络，造成痰瘀之证。毕老在临床上，从痰瘀同病的机制出发，治疗高脂血症、中风、跌打损伤等病证，在选方用药上，治痰勿忘治瘀，治瘀常需顾痰，治疗效果远比单独除痰或单独祛瘀来得满意。

活血利尿。临证有顽固性水肿，舌脉证出现血瘀之象者，必须使用活血化瘀、利尿消肿之法。毕老治疗肾病综合征，常于温补脾肾、利尿消肿之中加活血祛瘀药，加强利尿作用。

活血解痉。中医有"通则不痛，痛则不通"之说。瘀血证本为气血瘀阻不通，不通则痛，活血化瘀药物则可疏通经脉，调和气血，解除痉挛而达到止痛的作用，如治疗胃络瘀滞的胃脘痛、顽固性呃逆使用活血化瘀的药物均能收到满意的疗效。

活血止血。出血一证，原因有热迫血妄行、气虚不能摄血、五脏功能失调而出血、外伤出血等，血溢脉外，久留不去，瘀阻经脉，而致血不归经，出血不止。如"瘀血不去，新血不得归经"，是造成妇科出血性疾病的机制之一，如经行不畅，可致血不循经而妄行，成为离经之血。胞宫积瘀可只崩中漏下，产后胞衣不下或胞衣不尽，致产后大出血或恶露淋漓不尽等，都是有瘀血不去，致出血不止，应活血、止血同治。

毕老认为诸多病证其本质多兼见"血瘀"，尤见于慢性病、疑难病，故其治疗总离不开活血化瘀法。血瘀之证，有寒热之别、虚实之分及合并症的存在，患者亦有男女老幼之不同，使用活血化瘀法时，必须辨证与辨病有机结合，全面掌握疾病的本质，结合其他治法，随证化裁，灵活运用，做到祛邪不伤正，扶正不留邪，方能达到良好的疗效。

如治疗乳腺增生，毕老常用疏肝理气，化瘀通络法。乳腺增生为中青年妇女的多发病，其以一侧或双侧乳房出现肿块、疼痛，月经不调，疼痛与情绪和月经周期有关联等为特点，顽固者迁延不愈，病程持续数年，中医称之为"乳癖"，多从疏肝解郁，软坚化痰，散结消滞着手治疗。毕老认为，"女子以肝为先天"，一有怫郁，气滞不行，瘀血渐成，积于乳络，形成肿块，不通则痛。治疗的关键应在于以通为用，疏肝理气与化瘀通络兼顾，使气血畅通，瘀结消散，疼痛自止；同时根据乳癖肿块的大小及疼痛的程度常在经前加重，经后减轻的特点，重视经前期的治疗，从而达到"疏其气血，令其调达，以致和平"的目的。

病例一：

张某，女，35 岁。于 2004 年 4 月 23 日来诊。患者有乳腺小叶增生病史 5 月余，见双侧乳房结块胀痛，经前肿块增大、变硬，疼痛放射至肩背部，触之痛不可忍，经净则肿块缩小、质软，胀痛亦减，结块有时可随喜怒而消长。平素月经周期正常，经量少、夹有瘀块，少腹胀痛，现经净 1 周。舌质偏红，尖边有瘀点，苔薄白，脉沉弦。检查：右乳房外上象限可扪及 2 个约 1.0cm×1.5cm 大小的结块，左乳房外上象限可扪及 1 个约 1.5cm×1.5cm 大小的结块，边界欠清，质地不硬，表面光滑，推之活动，与周围组织无粘连。辨证属肝气郁结，气滞血瘀。治以疏肝理气，化瘀通络。方用逍遥散加减：柴胡 15g，当归 15g，白芍 15g，茯苓 15g，白术 15g，青皮 15g，橘络 15g，丝瓜络 15g，王不留行 15g，浙贝母 15g，鳖甲 15g，香附 20g，郁金 20g，延胡索 20g，枳壳 12g，莪术 12g，三棱 12g，甘草 6g。10 剂，每日 1剂，水煎 400ml 分 3 次服。服药 10 剂后，乳房肿块及疼痛均缓解。嘱其下次月经前半个月再来诊，守方 10 剂。随访 1 年未见复发。

治疗顽固性头痛，毕老将滋养肝肾与活血解痉两法合用，取得满意疗效。头痛可由六淫之邪外袭而生，亦可由肝阳上亢、肾虚髓空、血虚不荣、痰蒙清窍、瘀血阻络等原因而致。顽固性头痛多痛有定处，经久不愈，临床治疗多从"久病入络""不通则痛"的病机出发，以活血化瘀为常法，但疗效多不理想。毕老认为此为忽视了"久病必虚"之实，顽固性头痛的病机多有"虚、瘀"夹杂特点，如多伴见头晕、耳鸣、健忘、少寐、腰酸软等肝肾不足的症状。《景岳全书·头痛》曰："盖暂痛者，必因邪气，久病者，必兼元气……所以暂病者，当重邪气，久病者，当重元气，此固其大纲也。"因此，毕老在治疗顽固性头痛时多滋养肝肾、活血化瘀两法结合，标本兼治，从而取得很好的效果。

病例二：

朱某，女，28 岁。于 2005 年 10 月 8 日来诊。患者反复头痛 5 年，以两侧太阳穴和头顶疼痛为主，多于劳累、失眠、紧张后加重，在外院诊断为血管性头痛，长期服用"头痛粉"止痛，每日用量多达 5~6 包。现两侧太阳穴跳痛，头顶闷痛，头晕耳鸣，不易入睡，腰酸软，纳可，二便调，舌质红边有瘀点，苔薄白，脉细。辨证为肝肾两虚，瘀血内停。治以滋养肝肾，活血止痛。用首乌散加减：何首乌 30g，丹参 30g，龙齿 30g，白芍 20g，枸杞子 20g，钩藤 20g，白蒺藜 20g，酸枣仁 20g，天麻 15g，川芎 15g，白芷 15g，藁本 15g，蜈蚣 1 条（去头足），全蝎 6g，甘草 6g。3 剂，每日 1 剂，水煎 400ml 分 3 次服。患者服药 3 剂后头痛明显减轻，服"头痛粉"减量为每日 1 包。续服上方 5 剂后头痛、头晕、耳鸣等症缓解，未再服"头痛粉"。续服原方 5 剂巩固疗效。随访半年未复发。

临床疗效是一切医学的核心问题，是中医学几千年来一直具有强大生命力的关键所在。毕师强调辨证论治是保证临床疗效的关键，认为望、闻、问、切四诊合参方能正确认证识病；要抓住疾病的主要矛盾，围绕主症进行辨证；辨证要与辨病有机结合，以中医辨证为本，同时兼顾中医辨病和西医辨病，有利于拓展临床思路；辨证论治还应方证相应。毕师认为中医治病讲究理、法、方、药，方、药的使用是辨证论治的重要环节，反映了辨证论治水平的高低和医疗技术的优劣，在临床中选方用药以"有效"为基本原则，师古而不泥古，创新而有法度，博采众长，灵活化裁。"内伤脾胃，百病由生"，毕师主张"四季脾旺不受邪"，认为在临证时注重顾护脾胃，往往能收到事半功倍的疗效。毕师认为诸多病证本质多兼见"血瘀"，正确使用活血化瘀法，能提高慢性病、疑难病的临床疗效。

学术思想和临床经验整理与研究

1 毕朝忠老中医学术思想整理

1.1 诊法特点，四诊合参，揆度奇恒

毕老临证重视四诊的综合运用，强调辨证的准确性。

1.1.1 望诊

毕老望诊重视突出以下四点。

其一，突出望"神"，"何者为神？岐伯曰：血气已和，营卫已通，五脏已成，神气舍心，魂魄毕具，乃成为人"。神就是正气，由五谷化成，其功能是决定人的精神活动，调节全身和脏腑活动。毕老通过望神来观察人的精神状态和面色的变化，以此来判明人的健康与否及患病的轻重、预后等。

其二，突出望全身与望局部相结合。望全身的重点是分清邪盛还是内伤。邪盛者起病急，多有痛苦状；内伤者多虚象，中气不足。望局部是观察体表患处的肿胀、畸形、色变等，如在顽癣（神经性皮炎）、痤疮的望诊中，疮色的红润程度，很大程度上体现了血热的程度。

其三，突出望舌。舌苔腻偏白者为寒湿，偏黄者为湿热；苔薄少津质红者属阴虚；舌胖边有齿痕属气虚、脾虚等。关于黑苔的辨证，毕老不主张一味辨证为里热，而主张综合考虑舌质、舌苔，若苔灰黑而干，舌质淡，边有齿痕，多为食积；若苔灰黑而滑润，舌质淡白，是阳虚内寒或寒湿内伏；若苔灰黑而干，舌质红绛，才是热极伤阴。

其四，注意望咽喉。毕老认为咽喉能反映出疾病的虚实及正气的盛衰。实证时，咽喉多色红充血，如见喉壁糜烂而少痛者，多为痰、瘀、湿、毒化火；如见乳蛾肿大，痛而失音者，多为风热侵袭。虚证时，咽红色淡，如见喉壁滤泡遍布者，多为正气虚弱或胃气不足，如见干痛少津者，多为精液匮乏（非独阴虚）。

1.1.2 闻诊

闻诊首要注意闻气味，尤以口气为重要，口气味较重，多属肝胃不和，湿热内蕴。次要重视声音。语声重浊，乃外感风寒，肺气不宣，肺津不布，气郁津凝，湿阻肺系会厌；声音嘶哑，为风寒束表，肺系会厌受寒侵，经隧收引，津凝会厌，以致不能发音；声低息短，少气懒言是中气虚损的征象；咳声清高、无痰、舌红、乏津，多见咽部风寒化火，或燥热犯肺，或水不涵木，木火刑金。咳声重浊，痰多清稀，是外感风寒，内停水饮，或少阴阳虚，水饮内停。咳声急迫，连声不止，是寒邪束表，气道挛急所致。呃逆，其声高亢，连声不止，为肺气不宣，脾气不运，肝气不舒，导致膈膜痉挛，病性属实；若呃声低微，时呃一声，病性属虚。

1.1.3　问诊

毕老问诊重视"十问歌"，尤其注意对二便、夜寐、胃纳等的询问。他认为这些反映了一个人的基本情况。便溏不臭者，多属脾虚失运，宜用四君子汤、参苓白术散培土健中；便溏而臭，且色较深者，是虚中夹实之证，多属脾胃虚弱，食积肠胃，湿热内结，宜用焦三仙加鸡内金、砂仁、白豆蔻、草果，攻、补、消并用。毕老问不寐证，首辨轻重，轻者入寐困难、时寐时醒，或寐而易醒、醒后不寐；重者彻夜难眠。次辨虚实，虚证多属阴血不足，责在心脾肝肾；实证多因食滞痰浊，胃腑不和或肝郁化火，治疗当以补虚泻实，调整阴阳为原则。

1.1.4　切诊

毕老切诊中，重视脉诊的指导作用，而避免脉诊对病情的过多干扰。毕老诊病的一大特色是患者就诊时首先诊脉。首先区别脉象是浮脉还是沉脉，区别了浮脉类和沉脉类，在辨证诊断上可指明表证或里证。在完成浮与沉两类区别后，既知道了病证是表证或是里证，还要知道正气和邪气的关系（虚证或实证），而实证和虚证在脉象上的区别就是虚脉和实脉。所以探测脉象的第二步是区别脉象的虚与实，即有力与无力。脉诊做到了首分浮沉，次辨虚实，诊病的大体方向就明确了，辨证用药就不会出现大的偏颇。至于其他诊脉的技巧，毕老也有，但诊脉的首分、次辨是关键。

毕老认为，中医诊断疾病是从人体整体出发，为医者，诊察疾病务必司外揣内，四证合参，正确辨证。故行四诊，运用中医基本理论，综合分析，从而识别疾病，辨证论治。李中梓曾经说："病不辨则无以治，治不辨则无以痊。"四诊的基本特点是注意局部、重视整体；中医疾病的共性，更要注意个体差别。四诊时要灵活地结合，不能忽视任何一诊。所谓治病必求其本，辨病也应求其根。辨病首当明标本：导致疾病的原因为本，所见的表象为标；五脏的虚衰为本，六淫七情为标。如水饮内停之腹胀，其标盛于本，应该先治其标，利水消胀；脾虚日久引起的脘腹胀满，是本盛于标，应当先治其本，健运脾阳。其次应辨气血，气实则降，气虚则补；血虚当热，治则为补肾脾之先后天，兼补肝心，血实当瘀，治则为化瘀行瘀。

1.2　百病脾胃为先，益气升阳为第一治法

毕老重视脾胃气机升降与五脏的紧密联系，他认为脾胃的功能和运动变化是维持人体生命活动的重要环节。脾胃"犹兵家之饷道也，饷道一绝，万众立散，胃气一败，百药难施，一有此身，必资谷气，谷入于胃，洒陈于六腑而气至，和调于五脏而血生，而人资之以为生者也，故曰，后天之本在脾"。在人体的生命活动中，脾胃既是气血化生的场所，也是水谷精微运化的场所。而胃的受纳，脾的运化，这一纳一运之间，化生了水谷之精气，使得津液能够上升，糟粕能够下降，这升降之机也诱发了肝之疏泄升发，肺之宣发肃降，心火之下降，肾水之上腾，肝气和肾气的上升，促进了心火与肺气的下降，从而人体阴阳自和，才会健康。如果脾胃气机升降失调，则气血不能化生，气血之源匮乏，逐渐导致气血双亏，精少气衰，不能濡养五脏六腑、四肢百骸，同时脾胃气机升降失调也会使人体枢机不利，肝气不得升，肾水不得滋，心火不得下，肺气逆上，百病丛生。脾胃就如同人体升

降的枢纽，是人体脏腑经络之根，是元气之本，维系着五脏六腑的正常运转。正如东垣所说："元气充足皆由脾胃之气无所伤而后能滋养元气……脾胃之气即伤，而元气亦不能充，而诸病之所由生也。"

脾胃为枢机，为百病之源，故治百病首当治脾胃。脾胃升降主要是脾的升清和胃的降浊，其升降的关键在于脾胃之气的健旺。脾胃为生化之本、中气之源。只有脾胃健旺，才能保证脏腑气机升降的动力来源，才能保证气血生化有源，其中又以脾之阳气更为重要，所谓"阴阳之要，阳密乃固"。《易经》首卦为"乾"卦，也是阐明阳为发育之首，故"乾"卦的象传曰：大哉乾元，万物资始。所以毕老认为益气健脾为治病之要，佐以升阳，催动气机枢纽，百病可安。故临床常以人参、白术、黄芪等补益脾胃中气，用升麻、葛根、木香、白术，气厚味薄之类具有生浮之性的药物升举阳气，临证常用四君子汤、实脾饮、参苓白术散、理中汤、补中益气汤、升阳益胃汤等益气升阳方药。同时，毕老在临证用药的过程中，也注重克服升散过度，他常说有升才有降，有降才有升，在升阳益气的同时常加黄芩、黄连之类苦寒降火，降中寓升或升中寓降。如毕老使用升阳益胃汤的目的是益气升阳，在黄芪、陈皮、独活、防风等升浮药中，配伍少量半夏、泽泻等沉降之品，以达升中有降，使升而不过。再如济川煎中，重用肉苁蓉、当归以润燥滑肠，降泻通便，配以升麻轻宣升阳，清阳得升，浊阴自降，更有欲降先升之妙，终达润肠通便之效。

毕老的行医经历，促成了他参酌古今、旁及百家、发皇古义、摭用古方、重在化裁的益气升阳治法特色。毕老推崇东垣、立斋、中梓、珮琴诸家之说，宗《内经》"胃为水谷之海"，东垣"大升阳气，其治在脾"，叶天士"脾宜升则健，胃宜降则和"等理论，崇尚林珮琴"脾脏以守为补，胃腑以通为补，脾宜升运，胃宜通降也"的治疗心得，临床上重视脾胃的重要作用，强调辨是证用是法、合是法择是方，讲求方有出处，力戒临证臆度揣和。但毕老反对一味盲从古方，他说今之病，与古时尚有不同，守旧古方治今病，犹若穿西装着草鞋，不合时宜。摭用古方当随症加减。其用方化裁因人而异，先权衡其禀赋的厚薄，病位深浅，治之标本，正治从治，以及药物的升降浮沉，随症加减，加减的药物也遵从于张元素制定的药类法象和修合之法，"风升生；热浮长；湿化成，燥降收，寒沉藏"。毕老犹善用风药升阳，制方遣药注重配伍风药以助生长、升发之用。常使用升麻、柴胡、防风、羌活、独活之辈，引脾胃清阳之气行步于阳道、诸经，从而生发阴阳之气。毕老也喜欢将藁本、葛根、川芎、白芷、荆芥等升生之药作为风药加减。毕老以风药天然具有的升发、向上、向外之特性，利用配伍组方达到升阳、胜湿、散火、疏肝、引经等功效，从而实现祛除病邪、消除病因、纠正机体阴阳偏盛偏衰、恢复脏腑功能协调的目的。风药的使用，是毕老取类比象的象思维的一大代表。

1.3　气血辨证，执简驭繁

1.3.1　气血不和是疾病产生的根源

气表现为"升、降、出、入"四种运动方式。每一脏腑的气机运动都有固定规律，包括气机运动的方向、循行部位和升降限度。如脾主升发、肺主肃降、心火下降、肾水上滋、胃腑降浊等。如当升不升，反而下降，或当降不降，反而上逆，皆为病态。况且人体是一个整体，脏腑间的气机运动又是相互协调，相互配合，升降相因，互为其用。一脏一腑的气机升降出入失司，必定影响他脏他腑，人体的平衡一旦打破，则会罹患疾病。正如张介宾《类经·疾病类》所说："气之在人，和则为正气，不和则为邪气。凡表里虚实，逆顺缓急，无不因气而生，故百病皆生于气。"另外，六淫外袭、劳倦过度、饮食失节、情志失调均可使气机失常；气机升降失常也是导致痰饮、瘀血等病理产物内生的根本原因。可以理解为凡是人体功能出现问题、功能性疾病，都可以理解为病于气。

华佗曾言："人体欲得劳动，但不当使极耳，动摇则谷气得消，血脉流通，病不得生。譬如户枢不朽也。"这已经说明血脉通畅是人体无恙的关键。初病在气，久病入络是病变发展的规律，疑难病缠绵不去，反复发作，导致体内气血流行受阻，脉络中必有瘀凝气血是疾病发展的两个分期。且邪之伤人，始而伤气，继而伤血，或因邪盛，或因正虚，或因失治，误治邪气久恋不去，必然伏于血分。所以凡是人体器质出现问题、器质性疾病，都可以理解为病于血。

疾病不论来自何方，首先均干扰气血的正常功能，使之紊乱，以致阴阳失去平衡协调，经脉瘀阻不通，气血循行失常。不论是器质性疾病，还是功能性疾病，均是以气血为枢纽。气血通畅不仅反映机体的精、气、血、津液充盈健旺，也表明脏腑组织生理功能正常，气血冲和，百病不生，若一旦气滞血凝，脏腑经脉失其所养，功能失常，疾病即郁之而起。

1.3.2 气血辨证是临床辨证的基础

毕老提倡气血辨证与传统的辨证是不相矛盾的。

1.3.2.1 气血辨证与六经辨证

六经辨证是将外感疾病演变过程中的各种证候群，进行综合分析，归纳其病变部位、寒热趋向、邪正盛衰，而区分为太阳、阳明、少阳、太阴、厥阴、少阴六经。其中三阳经病证以六腑的病变为基础；三阴经病证以五脏的病变为基础。六经辨证基本上概括了脏腑和十二经的病变。可以说六经辨证是中医学辨证中的经典，和气血辨证的思路是基本相似的。根据黄元御的《伤寒悬解》的理解，六经辨证其实存在一个表里关系，如图3-1所示。

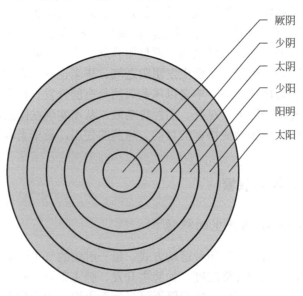

厥阴
少阴
太阴
少阳
阳明
太阳

图 3-1　六经辨证的表里关系

三阳证趋于表，三阴证趋于里。这其实就是一个二元论的观点，与气血辨证的二元论类似，如图3-2所示。

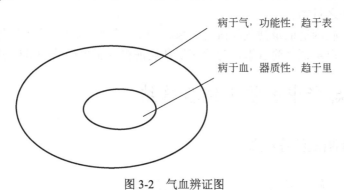

病于气，功能性，趋于表

病于血，器质性，趋于里

图 3-2　气血辨证图

1.3.2.2　气血辨证与卫气营血辨证

卫气营血辨证特指外感温病由浅入深或由轻而重的病理过程，分为卫分、气分、营分、血分四个阶段。而卫属气，营属血，所以卫气营血辨证可以理解为细分的气血辨证，如图3-3所示。

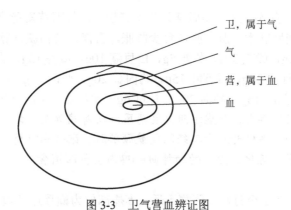

卫，属于气

气

营，属于血

血

图 3-3　卫气营血辨证图

1.3.2.3　气血辨证与八纲辨证

中医辨证的核心是"八纲辨证"，八纲之中，虽无气血两字，但气血内容却尽贯于八纲之中。八纲辨证的总纲是阴阳，人体在正常生理状态中，阴阳双方保持相对平衡，如出现一方偏衰，或一方偏亢，就会出现病理状态。而气血是人体阴阳的主要物质基础，气血正平，则阴阳平衡，疾患消除。表里辨证与气血的关系也极为密切，表证多由气机升降出入异常导致阴阳不平衡所致，里证不外乎脏腑病变，而脏腑病变多与气血相关。虚实辨证更不能舍气血而言虚实，不论何种虚证，多兼有气虚或血虚，不论什么实证，皆与气血瘀滞有关。寒热辨证是两种绝对相反性质的病变，但寒热病变均直接影响气血的正常生化功能，如热则煎熬气血，寒则凝涩气血，而气血的寒热病变又直接反映为体征或症状的寒证与热证。

总之，各种疾病的发病情况和病理变化虽然不一，但其病变大多涉及气血，由于气血失和可产生多种病变，因此可以说气血失和是机体病变和脏腑失调的集中病理反映，它与任何一脏一腑的病理变化都可发生联系。气血失和，循行受阻则会导致脏腑功能紊乱，进而出现功能低下和病理障碍。所以从气血角度辨证，可以把握疾病的整体病机，而且执简驭繁，易于掌握，通过疏通调和气血就可以调整脏腑功能活动，使其从病理状态转至正常生理状态，从而达到治愈疾病之目的。

毕朝忠老中医临床辨证重视气与血的关系，一个"气血不和"贯穿于大多数疾病的辨证思路之中。这种气血辨证执简驭繁，为治疗复杂病证提供了更简洁的辨证思路。

2 毕朝忠老中医临床经验总结

2.1 益气升阳法治疗经验

2.1.1 益气升阳甘温除湿——湿困脾胃治验

重庆地区冬季多寒湿，夏季多酷热，易困伤脾胃，故脾胃失调、痰湿内停、阳气闭郁、表里不和为重庆地区常见病发病的主要病机。毕老在治疗上注重调理脾胃、调整阴阳、扶正纠偏、益气升阳，善用升阳益胃汤治疗，取效甚捷。

病例一：

舒某，女，49岁。身软、乏力伴周身关节疼痛数年，每因劳累受凉而加重，头昏痛，身重怠惰，下肢僵硬，四肢麻木，胸闷胀，食少腹胀，舌淡，苔白腻，脉沉无力，左微弦。处方：党参20g，白术15g，黄芪30g，黄连5g，白豆蔻10g，藿香15g，法半夏15g，陈皮15g，茯苓20g，泽泻15g，神曲20g，紫苏叶15g，鸡内金20g，柴胡15g，白芍20g，威灵仙20g，葛根20g，防风15g，羌活15g，独活20g，甘草6g。水煎服，9剂而愈。

按 此案为平素耗伤脾胃，脾虚湿阻，复感风湿而身痛加重，故以防风、羌活、独活以祛风除湿止痛，威灵仙、葛根升发十二经阳气兼顾解肌，配合白豆蔻、藿香加强利湿之力，因患病日久而脾胃本虚，运化无力，酌加神曲、鸡内金行滞消食。

病例二：

刘某，女，58岁。近1个月常头胀痛不适，疼痛部位为巅顶连及项后，纳呆，恶心呕吐，嗳气吞酸，每因情绪不畅而痛甚，腹胀，口干口苦，失眠多梦，胸中烦闷，神疲乏力，苔白厚而腻，脉沉弦无力。处方：晒参20g，白术15g，黄芪30g，黄连5g，法半夏15g，陈皮15g，泽泻20g，山栀子15g，淡豆豉15g，蒲公英20g，神曲20g，鸡内金20g，吴茱萸7g，防风15g，羌活15g，独活20g，威灵仙20g，葛根20g，甘草6g。水煎服，12剂痊愈。

按 此案为脾虚为本，湿邪偏盛为标。脾虚枢机不利，湿阻清阳而头胀痛而不适，枢机不利而致肝风木之气妄动，热遏胸膈。所以在升阳益胃汤的基础上加栀子豉汤清降宣热，合左金丸使心火不克肺金，肺金不受克从而制约肝木妄动，再佐以威灵仙、葛根升阳解肌。

病例三：

罗某，男，47岁。关节疼痛6个月，以双下肢为主。一身酸软，胸闷气短，身困嗜睡，头昏胀不适，口苦口臭，小便黄，舌淡，苔黄腻，脉缓滑。处方：晒参20g，白术15g，黄芪30g，黄连5g，法半夏15g，陈皮15g，茯苓20g，泽泻20g，防风15g，羌活15g，独活20g，蒲公英20g，紫苏叶20g，木瓜30g，薏苡仁30g，柴胡15g，白芍20g，甘草6g。水煎服，3剂显效，9剂痊愈。

按 此案为湿郁痹阻经络，湿属阴邪，其性重滞，故见昏晕沉重，湿邪化火，而见胃热之象，湿阻气机，则见胸闷。方以升阳益胃汤为主，重用羌活、独活、防风，酌加木瓜、薏苡仁加强祛湿通络之功，再加蒲公英泻胃火而不伤土，紫苏叶理气和胃，两药一寒一温，相反相成，使胃热得消，脾胃不伤。

升阳益胃汤出自李东垣《内外伤辨惑论·治气门》。治脾胃虚弱，怠惰嗜卧。时值秋燥令行，湿热方退，体重节痛，口苦舌干，心不思食，食不知味。大便不调，小便频数。兼见肺病，洒淅恶寒，惨惨不乐，乃阳气不升也。黄芪（二两），半夏、甘草（炙）、人参（一两），白芍（炒）、羌活、独活、防风（五钱。以其秋旺，故以辛温泻之），陈皮（四钱留白），白术（土炒）、茯苓（小便利不渴者，勿用）、泽泻（无淋勿用）、柴胡（三钱），黄连（二钱）每三钱，姜枣煎（列证云，治秋燥，此方殊为不合）。六君子：助阳益胃，补脾胃之上药也。加黄芪以补肺而固卫，芍药以敛阴而调营。羌活、独活、防风、柴胡，以除湿痛（羌活除百节之痛）。而升清阳。茯苓、泽泻以泻湿热，而降浊阴。少佐黄连，以退阴火。补中有散，发中有收。使气足阳生，自正旺而邪服矣。其方之组成深刻地体现了甘温除湿的精髓。

方中以四君子汤健脾益气以培其本，黄芪甘温，补脾肺气，益气固表，升提阳气，合甘草、大枣益胃气，此为"补中"。半夏、陈皮化湿理气，泽泻利湿清热以降浊阴，此为"除湿"。羌活、独活、柴胡、防风性辛温升散皆属风药，风药可以升阳，风药也可以化湿，风药入通于肝能补肝之用，助肝疏泄，土必得木之疏泄方能升降而不壅滞，此风能胜湿之理；肝之少阳之气升则脾之清阳升，全身气机调畅。只有少阳胆气升发则五脏六腑之气才能升发，《素问·六节藏象论》曰："十一脏取决于胆"，风药能助肝之升发，实乃补肝之药，此为"升阳""除湿"共奏之妙。少佐黄连以泻阴火，此为"泻阴火"。再佐以白芍补肝体，益肝用，以敛其逆气，防止风药升散太过。此方升清降浊，补中有泻，散中有收，使气足而阳升，正旺而邪服，完整体现了东垣升阳理论与甘温除湿的思想。

2.1.2 益气升阳举陷——病之下治验

2.1.2.1 下阴疾病（慢性前列腺炎、外生殖器疾病、子宫或阴道脱垂等）

毕师认为慢性前列腺炎、外阴疾病的发病与生活习惯密不可分。房事不节、频繁手淫、久坐等习惯易使溢液败精阻于中道，湿热邪毒由下窍而入，浸淫下焦，蕴滞而化热生湿。加之饮食不节，过食肥甘，饮酒无常，湿浊内生，久而化热，湿热毒邪蕴结下焦后，日久不去，则瘀阻脉络，或感受寒湿之邪，致使厥阴之络受阻，气滞血凝，运行不畅。长此以往，脾胃气机郁滞，清气不升、浊气不降，中气陷于下可引起少腹、会阴坠胀，尿后滴白，甚至滑精。治以益气升阳，清利湿热。而子宫脱垂，多由气虚下陷，带脉失约，冲任虚损，或损伤胞络，而使子宫失于维系所致。治疗更宜使用补中益气汤升阳举陷。

病例：

曾某，男，62岁。小便不利2年。患者2年前因小便不通，在西南医院查出患前列腺癌，行前列腺切除术，未作放化疗，术后出现夜尿频多，每夜6~7次，大便稀溏，日行3~4次，腰痛。在西南医院行直肠镜检查诊断为慢性结肠炎，给予口服药物治疗后无明显缓解，纳食可，失眠多梦。舌质红，苔薄白，脉沉细。此证当审证求因，辨为中气下陷。治当益气升阳。方拟补中益气汤合桑螵蛸散加减治之：晒参20g，炒白术15g，黄芪30g，当归15g，升麻10g，柴胡15g，陈皮15g，神曲20g，山楂20g，鸡内金20g，山药30g，白扁豆30g，莲子肉20g，蒲公英 20g，补骨脂 20g，桑螵蛸 20g，五味子 15g，煅龙牡各 30g，甘草 6g。6 剂，水煎 2 次，和匀，分 3 次服，日服 1 剂。忌辛辣刺激之品。后患者多次复诊，尿频、尿急症状逐渐缓解，尿常规一直正常，后以补中益气汤合白土茯苓 30g，芡实 30g，莲须 30g，以及左归丸交替使用，连续服药 2 年余，后诸症缓解，复查肿瘤标志物，均为阴性。

按 脾胃位于人体中焦，升清降浊，通达上下，为全身气机升降之枢纽，脾运宜健，胃纳宜和，脾胃之气，有升有降，才能有序地调节全身气机的升降出入。脾胃为后天之本，居中焦以溉四旁，五脏六腑皆禀脾胃之气以生息。脾气升发，则肝气随之升发，肾水得以升腾。胃气下降，则肺气得以肃降，心火因而能够下交。因此，善治脾胃者可以通过调理脾胃调人之五脏。此案患者为老年患者，多年患病导致脾胃虚弱，脾虚运化功能失调，脾不升清，水谷精微下传大肠后，大肠不能分清泌浊，则导致水湿不能重吸收回体内，随大便排出体外，则出现大便稀溏。脾虚久致肾气亏虚，肾的气化功能不利，则尿的浓缩出现异常，故出现夜尿频多。治疗上毕老宗于补中益气，升举清阳治法，所谓"正气存内，邪不可干"，由此证明，前列腺癌患者治在脾，是完全可行的，正如周慎斋言："诸病不愈，必寻到脾胃之中，方无一失，何以言之？脾胃一虚，四脏皆无生气，故疾病日久矣。万物从土而生，亦从土而归，补肾不如补脾，此之谓也。治病不愈，寻到脾胃而愈者颇多。"

2.1.2.2 胃肠疾病（泄泻、便秘、胃下垂等）

毕老认为脾胃为后天之本、气血生化之源，在五行中属土，以厚德载物，脾胃冲和，万病不生。在临床诊治中，毕老尤重脾胃的顾护，常谓"得胃气则生，失胃气则亡"，患者脾胃病证严重则先治脾胃，脾胃病证不显，也常在处方中加用人参、白术、黄芪以使脾胃得保，加用山楂、神曲、麦芽、谷芽、鸡内金之辈保腑气畅通。毕老认为胃肠病证总的病机是脾失健运，而饮食所伤、外邪困脾、情志不和、思虑太过，或禀赋素虚、劳倦过度，或久病不复，耗伤脾气。无论何种原因引起的脾失健运，其主要的病理变化是运化水谷和运化水湿功能障碍，治疗上首当益气健脾，兼以升阳举陷。毕老特别强调，在治疗中首当辨证，特别是须辨兼证，处方时需灵活机动，有时以主症为主，有时以兼症为主。毕老临证经验按病机分类有以下经验：

一是脾不化湿，水湿内生。水湿停留不化，则出现腹泻、水肿、小便不利、腹胀、心悸等症。《素问·至真要大论》曰"诸湿肿满，皆属于脾"，《素问·阴阳应象大论》曰"湿胜则濡泄"等皆为脾不化湿，水湿为患。毕老对此病机常用参苓白术散或六君子汤加泽泻、薏苡仁等方。

二是脾虚气陷，升提无力，形成下陷之证，如腹泻、脱肛、阴挺、气脱等。毕老临证时认为此当补益肺脾，常用补中益气汤、升阳益胃汤等。

三是胃升降失常，则清气不升、浊气不降，临床见呕吐、腹胀、泄泻等症。临证时毕老认为当升清降浊，常用异功散、香砂六君子汤、半夏厚朴汤等方治疗。

四是胃通降功能失常。大肠司大便，但属胃统，胃功能失常，可引起便秘。临床虚证用香砂六君子汤加黄芩、槟榔片、麻子仁丸、济川煎等，实证用当归龙荟丸之类，毕老实证鲜有用大黄、芒硝之辈。

五是饮食所伤，脾胃失常。这类包括饮食不洁或不节、嗜食肥甘厚味或辛辣、过量饮酒，上述情况均可导致脾胃受损，表现为呕吐、胃脘痛、腹泻、宿食不化等。毕老临证常用香砂六君子汤、四逆散、柴胡疏肝散等治疗。

六是六淫邪气侵犯脾胃。脾胃通过食管、口腔与外界相通，易受寒、热、暑、湿、风等外感六淫之邪侵袭犯病。毕老临证常用藿香正气散（亦可认为益气升阳之法）等治疗。

七是他脏影响脾胃。肝、肾、心、肺皆可影响脾胃而酿成疾病，尤其是肝，最容易影响脾胃，故临床上可以见到肝胃失和、肝脾不和、木横乘土的证候。毕老临证用瓜蒌薤白半夏汤、升阳益胃汤、右归丸等治疗。

病例一：

梁某，女，44 岁。泄泻反复发作 3 年余，大便每日 5～6 次，质稀，带少许血，夹有黏液，便前腹痛，便后缓解，无里急后重。伴见面色萎黄，纳差，气短乏力，舌淡，苔白，脉弱。纤维结肠镜检查未见异常。西医诊断为肠易激综合征，中医辨证为脾胃虚弱型泄泻。治宜健脾益气，渗湿止泻。处方：党参 20g，焦白术 15g，陈皮 15g，法半夏 15g，山楂 20g，神曲 20g，麦芽 20g，鸡内金 20g，防风 15g，羌活 15g，独活 20g，白扁豆 20g，甘草 6g。7 剂，水煎服。二诊时大便次数减少，每日 2～3 次，较前成形，黏液减少，腹痛减轻，仍纳差、气短乏力，舌脉同前。上方去羌活、防风、独活，加补骨脂 20g，薏苡仁 30g，继服 14 剂。三诊时诸症基本消失，大便每日 1～2 次，质软，无黏液，腹痛、气短乏力消失，纳食好转，舌淡红，苔白，脉沉细，停服汤药愈。

按　患者腹泻 3 年余，乏力，脉弱，辨证以脾气虚弱为主。由于脾不健运，湿从内生，流注肠中，郁而化热，以致大便夹血，外裹黏液，此为虚中夹实之象。本例便泻日久，热象不著，故未用黄芩、黄连、黄柏等苦寒清热药；并以脾虚为主，略呈寒象，故亦未用辛温大热之品。鉴于舌淡，脉弱，既属脾阳亏虚，故用药偏重甘平微温，略佐防风、羌活、独活等风药升阳，此证不能急于求功。辨证既明，常须守法守方，多服才能见效。

病例二：

胡某，女，38 岁。因便秘曾服酚酞片及承气汤类治疗，无效。近日便秘更甚，兼有月经不调。现症：便秘，2～3 日一行，质不干，伴气虚乏力，临厕努挣虚汗淋漓，伴腹胀，不伴腹痛。月经先期，经量多，无血块。纳可，小便调，眠可。诊其舌淡嫩，苔白，脉沉细。此为中气不足，传导运输无力所致。法当补中益气，佐以润下。拟补中益气汤加减：人参 20g，白术 15g，黄芪 30g，当归 20g，升麻 10g，柴胡 15g，陈皮 15g，谷芽 30g，麦芽 30g，鸡内金 20g，枳壳 15g，香附 30g，益母草 30g，火麻仁 20g，郁李仁 20g，黄芩 15g，槟榔 8g，甘草 6g。3 剂，水煎 3 次，和匀，分 3 次服，日服 1 剂。患者服药 3 剂后大便能解，6 剂后便如常人，又服 6 剂巩固之。

按　此案由中气不足，脾失健运，化源日少而致。脾胃为后天之本、气血生化之源，若因饥饱劳役，伤及脾胃，一则可使清阳不升，浊阴不降，痰湿内停，阻滞隧道，血行不畅；二则可使气虚血少，血海空虚，冲任失养，经血失统，以致月经先期来潮；三则可使肠道失润，蠕动乏力而大便坚硬难下。方中重用黄芪补中益气，升阳固表为君，配人参、甘草补脾胃而生气；佐以白术健脾，当归补血，陈皮理气且散甘药之滞；佐升麻、柴胡之气轻味薄之性，引胃气上复本位，行其气血化源之职。诸药合用，可使清阳得升，浊阴得降，血脉充盈；可补气生血，以益生发之气，使阳升阴长，精充血旺，经行如常；可健运脾气，推动肠蠕动，使肠道得润，腑气得通，燥屎自行。此案亦为毕老治便秘不用芒硝、大黄之例。

2.1.3　益气升阳散火——气虚发热治验

毕老认为四肢及肌肉发热，扪之灼手，皆源于"胃虚过食冷物，抑郁阳气于脾土"。脾胃阳气受到郁遏，郁而化火，形成火郁证。火郁不伸，表现为四肢发热、肌肉发热、扪之灼手。此证实为表热里虚，可用升阳益胃汤、升阳散火汤之类治之。毕老临床常以人参、白术、黄芪、炙甘草补益中气，坐镇中州。柴胡、升麻、葛根升举脾胃清阳之气，舒展脾胃阳气。羌活、防风、独活三药联用，一方面取其辛散之性，发越脾胃郁遏之阳气；另一方面又可防止由于脾胃亏虚，风、寒、湿邪乘虚外侵。白芍可防诸辛温药过燥伤阴，合甘草又可酸甘化阴，以收耗散之津液。诸药合用，共奏益气健脾、发散火郁、升举清阳之功效。临床加减化裁中，毕老认为可单纯配伍风药散火，采用柴胡发少阳之火，升麻、葛根发阳明之火，羌活发太阳之火，独活发少阴之火，就能起到诸风药畅通三焦、发越郁热之效。如火太甚，则需配伍苦寒之品，可用龙胆草泻肝胆火，黄连泻心火，黄芩清肺火，黄柏泻相火，知母泻胃火，栀子泻三焦之火从小便利。

病例：

罗某，男，58岁。醉酒后诸处疼痛1天。患者上一日饮酒后醉酒而眠，醒后头痛，牙痛，周身疼痛，未用他药。现症：头痛，牙痛，周身疼痛，扪之烫手，牙龈红肿，诊其舌质红，苔薄黄，脉滑数。此为酒毒中人，湿热内生，蕴蒸脾胃，阴火上冲所致。法当益气健脾，祛风利湿。拟升阳益胃汤加减：太子参30g，白术15g，黄芪20g，黄连5g，法半夏15g，陈皮15g，茯苓20g，泽泻20g，生石膏20g，防风15g，白芷15g，羌活15g，独活20g，威灵仙20g，骨碎补20g，柴胡15g，白芍20g，甘草6g。3剂，水煎3次，和匀，分3次服，日服1剂。服用3剂后患者诸处疼痛消失。续以升阳益胃汤原方巩固之。

按　酒乃水谷之气，辛甘性热，入心、肝二经，有活血化瘀、疏通经络、祛风散寒、消积冷健胃之功效。患者痛饮酒醉，酒性热，易助火，胃喜润恶燥，痛饮伤胃，伤及脾土，脾失健运，湿浊内停；兼醉卧于阴阳交际，起居不慎，坐卧当风；所谓"伤于风者，上先受之"，风湿相搏，窒塞经脉，清阳不升，浊阴不降，元神失养，故作头痛。脾主四肢肌肉，湿困中焦，阳气不运，湿淫肌肉，故周身疼痛。东垣说"若饮食失节，寒温不适，则脾胃乃伤……脾胃气衰，元气不足，而心火独盛。心火者，阴火也，起于下焦，其系于心"，脾胃已伤，元气弱，阴火内生，上攻口窍，则见牙龈肿痛。毕老运用升阳益胃汤加减治之，以六君子汤助阳益胃，补脾胃之上药也，加黄芪以补益中州；加白芍以敛阴而调荣；佐以防风、羌活、独活、柴胡，以除湿而升清阳；茯苓、泽泻以泻湿热而降浊阴；少佐黄连、生石膏以退阴火。方证合一，少剂而效宏。

2.2　气血辨证治疗经验

气是人体的动力，血是动力的源泉，《素问·调经论》云："人之所有者，血与气耳。"气与血对人体的生命活动十分重要。气的表现是升、降、出、入四种运动方式，每脏气机运动都有固定规律，包括气机运动的方向、循行部位和升降限度。如脾主升发、肺主肃降、心火下降、肾水上滋、胃之降浊等。如当升不升，反而下降，或当降不降，反而上逆，皆为病态。况且人体是一个整体，脏腑间的气机运动又是相互协调，相互配合，升降相因，互为其用。一脏一腑的气机升降出入失司，必定影响他脏他腑，人体的平衡一旦打破，则会罹患疾病，故《内经》云"百病生于气"。明代江西著名儒医李梴在《医学入门》中说："人知百病生于气，而不知血为百病之始也。"血脉通畅是人体无恙的关键，而气和血则是疾病发展的两个分期，初病在气，久病入络，疑难病缠延不去，反复发作，导致体内气血流行受阻，脉络中必有瘀凝。且邪之伤人，始而伤气，继而伤血，或因邪盛，或因正虚，或因失治、误治，邪气久恋不去，必然伏于血分。

疾病不论来自何方，首先均干扰气血的正常功能，使之紊乱，以致阴阳失去平衡协调，经脉瘀阻不通，气血循行失常。不论是外感还是内伤，均是以气血为枢纽。从疾病病因来说，外感六淫、七情内伤、饮食劳逸等因素为疾病的发生创造了条件，这些外在条件因素只有通过气血异常的内在病理变化才能发生疾病。外因是条件，内因是根本。这里的内因是人体的正气，正气的物质基础在于气血的充实与条达。脏腑组织生理功能正常，气血冲和，百病不生，若一旦气滞血凝，脏腑经脉失其所养，功能失常，病恙则郁而发之。而疾病发生的部位，不外表里出入、上升下降的变化；疾病的性质和发展，不外寒热进退的相互转化、正虚邪实的相互交错、气血阴阳的相互失调等，而从病理变化的总体来看，不外邪的消长与阴阳失调的变化。所以，用"气血不和"这一简单的病机就能概括脏腑失调等大多数机体病变。

落实到治疗上，首当调气和血。《内经》说"肝藏血，肺藏气"。而气的源头在于胃，血的本源在于脾。脾土之气向上左旋，生发之气的通道条畅，所以温暖之气生肝木之气；胃土之气向下右转，收敛之气的通道顺畅，所以清凉之气化生肺金之气。中午的时候阴气开始生，阴气重浊自然下降，阴气从右边降，则化生肺金之气；肺金之气就是因心火的清降而形成的，所以肺气清凉而性质收敛。子夜的时候阳气开始生，阳气清虚自然上升，阳气从左边升，则化生肝木之气。肝木是肾水温暖上升而成，所以肝血温暖而性质生发。肾水温升而能化生肝木之气，是脾土之气向上左旋所致，所以说脾脏是生血的本源。心火清降而能化生肺金之气，是胃土之气向下右转所致，所以说胃是化气的源头。毕老深谙李东垣脾胃思想，故而在治疗疾病的过程中始终重视脾胃的中焦枢纽功能，重视调畅气机在治疗血证中的作用。其善于挖掘古方和民间验方，深谙组方意喻，运用益气滋源活血和血、祛湿活血消肿、活血化瘀之法治疗气血不和之证（图3-4）。

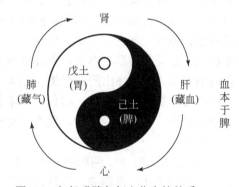

图3-4 气机升降与气血化生的关系

2.2.1 益气滋源活血和血——当归川芎散治验

当归川芎散组成：当归、川芎、青皮、陈皮、杏仁、法半夏、五味子各15g，茯苓、浙贝母各20g，甘草6g。系毕老根据民间验方临床反复实践而成。方中茯苓健脾利湿，助脾之升；法半夏和胃降逆，助胃之降；甘草益气补中、和中，助脾胃升降。三味和合而调脾胃，助气血生化之源，以扶正祛邪，共为君药。当归性柔而润，补血调经，活血止痛，祛瘀消肿，润燥滑肠；川芎辛温香窜，行气活血，祛风止痛。两药配伍，一润一燥，养血行气，当归之润可制川芎之燥，川芎之燥可制当归之腻，使祛瘀而不伤气血，补血而不致气滞，互补为用，共为臣药。陈皮辛散升浮，偏于理脾肺之气，行气健胃，燥湿化痰，青皮苦辛沉降，偏于疏肝胆之气，又可消积化滞，青皮行气于左，陈皮理气于右，左升右降，升降调和，共奏疏肝和胃、理气止痛、调中利膈之功；浙贝母味甘性凉，甘可润燥，凉可清热，功善润肺化痰、清热止咳，杏仁苦辛微温，辛可散邪，苦能下气，温能宣滞，功善降气化痰、宣肺平喘，浙贝母之功重润，杏仁之功重降，两药合用，一润一散，润散合法，痰气并治，气利痰消，故青皮、陈皮一升一降，浙贝母、杏仁一润一降，共为佐药。五味子在《神农本草经》中描述为："五行之精，其子有五味"，能"补五脏气，酸咸入肝而补肾，辛苦入心而补肺，甘入中宫益脾胃"。在方中，起调和五脏之功，可为使药。同时《内经》言："肺欲收，急食酸以收之，以酸补之，以辛泻之"，方中以五味子酸敛收涩之品，降失肃之肺气，使逆气得平，娇脏得复，同时以五味子之一酸制川芎、青皮、陈皮、杏仁之四辛，亦可为反佐之药。全方10味合用，共奏健脾疏肝、清降肺胃、调和上下之功，则胃降而善纳，脾升而善磨，肝升而血不郁，肺降而气不滞，心肾因之交泰，诸脏腑紊乱之气机，因而复其升降之常，病可向愈也。

毕老原方本为治疗慢性支气管炎而立，症见咳嗽、喘息、咳痰，凡舌淡、苔白腻或苔黄，脉沉细或伴见其他兼症者均可适用。但所谓行千钧之舟，全凭一桨之木。当归川芎散具有健脾和胃、升清降浊之功用，生气血而调阴阳，以扶正为要而行祛邪之功。故本方稍予配伍加减，与诸病证所加祛邪之味相合，抵达病所，是能愈诸病。因而毕师随着临床日久，将当归川芎散的应用范围逐渐扩大，可用于慢性阻塞性肺疾病动则气喘，肺气闭郁，胸满气憋，欲呼一息为快者；脘闷作胀者；胸痹胸痛者；带状疱疹胁痛者；乳癖作痛者，临床应用全在乎气血，在乎升降。

肺气肿、肺心病症见动则气喘，心累，肺气闭郁，胸满气憋，欲呼一息为快者去茯苓，加党参、白术、黄芪、牛蒡子、郁金；带状疱疹胁痛者加橘络、丝瓜络、防风、白芷、柴胡、白芍，痛甚者再加全蝎、蜈蚣；胸痹胸痛者，去茯苓、浙贝母，加橘络、丝瓜络、延胡索、瓜蒌皮、苏木、薤白、麦冬、红枣；肺癌症见胸部不适、胸痛者加橘络、丝瓜络、延胡索、半枝莲、白花蛇舌草、白英，兼脾胃虚弱再加党参、白术、黄芪、焦三仙、鸡内金；食管癌伴胸痛者加人参、怀山药、黄芪、防风、鸡内金、白花蛇舌草；胸闷作胀者去茯苓、浙贝母，重用青皮，加党参、白术、砂仁、川木香、厚朴、大腹皮；乳癖作痛者重用青皮，加柴胡、香附、橘络、丝瓜络、三棱、莪术、夏枯草。

病例：

肖某，男，81岁。两胁疼痛1个月。曾因带状疱疹住院治疗，予以干扰素等治疗后痊愈，后出现睡眠不佳，常胸痛，后转为两胁疼痛，痛不可忍，夜间尤甚，彻夜难眠。服用复方对乙酰氨基酚、布洛芬等药物，症状改善不明显，兼见面色白，咳嗽，喉中有痰，短气乏力，纳差，二便调。诊其唇紫绀，舌绛紫，无苔，脉细弦。此乃中气不足，气虚无力推动血行，气滞血瘀，瘀阻脉络，不通则痛所致。治当活血化瘀，调畅气机，通络止痛。拟当归川芎散加减：当归15g，川芎15g，青皮15g，陈皮15g，杏仁15g，法半夏15g，五味子15g，橘络15g，丝瓜络20g，茯苓20g，浙贝母20g，太子参20g，鱼腥草20g，败酱草20g，生地黄20g，全蝎5g，蜈蚣2条，防风15g，白芷15g，甘草6g。3剂，每日1剂，日服3次。二诊患者述咳嗽消失，无痰，两胁疼痛略有缓解，精神佳，夜间睡眠可，纳差，口唇轻度紫绀，舌暗紫，苔薄黄，脉弦。上方去茯苓、浙贝母、太子参、鱼腥草、败酱草、生地黄。患者服用6剂后，胁痛明显缓解。后以上方连服6剂，未再来诊。

按 此案患者外感湿热之邪，侵袭肝胆，兼因肺气不宣，久病咳喘，子病及母，损伤脾胃，脾失健运，生湿蕴热，内外之湿热，均可蕴结于肝胆，导致肝胆疏泄不利，气机阻滞。肝为刚脏，主疏泄，性喜条达；主藏血，体阴而用阳。肝郁气滞可以及血，久则引起血行不畅而瘀血停留，不通则痛，而成胁痛。治以活血化瘀，调畅气机，通络止痛。方中当归、川芎活血化瘀；五味子敛气；橘络、丝瓜络宽胸搜络止痛；青皮、陈皮肝脾同治，疏理气机；法半夏、杏仁豁痰；全蝎、蜈蚣搜风通络止痛。全方共奏疏肝理气、活血通络、化瘀止痛之效。

2.2.2 祛湿活血消肿——止痛如神汤治验

止痛如神汤源于《外科启玄》，由当归、黄柏、桃仁、槟榔、皂角子、苍术、秦艽、泽泻、防风、熟大黄组成。有逐瘀消肿、祛风利湿、清热解毒止痛之效。原方用于痔疮出血，毕老深悟方义，将其扩大用于气血不和诸肿痛的辨治。凡湿热积毒、壅阻气血，导致局部红肿热痛，用之皆宜。此类疾病的病机为六淫外邪与湿邪合病，导致浊阴困体，阻遏中焦脾胃，故而迁延不愈，所谓祛湿如抽丝。在治疗上当"举其阳则浊阴自降"，治疗关键在于升举清阳。毕师在临证中往往重视风药的使用，在临证处方中，必用防风一味，助脾升阳，除滞下之湿，并随证酌加羌活、独活、葛根之辈，亦取风能胜湿之意。毕老常将止痛如神汤用于急性炎症，红肿热痛，兼有湿阻者，用于治疗急乳蛾、瘰疬、急性细菌感染或病毒感染成痈、急性乳腺炎、急性腮腺炎。毕老运用此方亦重视加减化裁，腮腺炎属风热为甚者加金银花 15g，连翘 20g，青黛 15g 疏风清热解毒；发热者加石膏 20g 清解透热；扁桃体炎伴颌下淋巴结肿大者，加夏枯草 20g，三棱、莪术各 15g 软坚散结；乳腺炎者加三棱、莪术各 15g 软坚散结，青皮、橘络、丝瓜络各 20g 理气止痛。

病例：

徐某，男，6 岁。以咽痛、发热 5 天于处暑前 1 天就诊。5 天前患儿出现发热，体温 39℃，诉咽痛，稍咳嗽无痰。在家服用退热药后仍出现反复发热，即到医院就诊，测体温 38.7℃，检查：咽部充血，双侧扁桃体Ⅱ度肿大，肿大部分超过舌腭弓及咽腭弓，双侧扁桃体上有多处大小不等的白色脓点，有少许脓性分泌物。查血常规：白细胞 13.8×10^9/L，淋巴细胞百分比 18.3%，单核细胞百分比 11.5%，中性粒细胞百分比 70.2%，血红蛋白 128g/L，血小板 125×10^9/L。诊断为急性化脓性扁桃体炎，给予静脉滴注头孢美唑和喜炎平注射液。但患者仍出现反复发热，体温为 37.4～38.8℃，并诉咽痛无明显好转。现症：咽痛，咳嗽，夜间较甚，发热，体温 38.2℃，进食量少，大便 2 日未解。查其咽部见充血水肿，双侧扁桃体Ⅱ度肿大，肿大部分超过舌腭弓及咽腭弓，双侧扁桃体上有 3 个大小不等的白色脓点，脓点上有少许脓性分泌物。诊其舌边尖红，苔白腻，脉浮数，指纹风关隐隐为紫色。此为起居不慎，冷热失调，肺卫不固之时，外感邪毒，自口鼻直犯咽喉；湿浊邪气与邪毒相结合，蕴热化火，湿热蕴积而上蒸，轻清的阳气被阻遏，以致孔窍壅塞，熏灼咽喉而致病。法当祛风除湿，清解热毒，方拟止痛如神汤加减：苍术 10g，黄柏 10g，秦艽 10g，防风 10g，归尾 10g，桃仁 10g，泽泻 15g，槟榔 6g，板蓝根 15g，金银花 15g，神曲 15g，蒲公英 15g，生石膏 20g，甘草 6g。3 剂，水煎 3 次，和匀，分 3～5 次不拘时服，日服 1 剂。忌生冷、辛辣刺激之品。服用 3 剂后患儿体温恢复正常，诉咽痛稍有好转，进食量增加。查其扁桃体充血、水肿缓解，扁桃体上脓点消失。诊其舌淡，苔白腻，脉浮而微数。此乃邪去正安之象，再服 3 剂而愈。

按 归尾、桃仁为活血破血常用药，配以槟榔兼能润燥滑肠，苍术、泽泻燥湿祛湿，前者兼有祛风发汗之力，后者并具利水导湿下行之功。秦艽、防风祛风除湿，和血解热。

2.2.3　活血化瘀——活血逐瘀系列方治验

临床辨气血不和大部分属瘀血证。毕老认为劳伤之人，脾气先虚，继而阴阳俱虚，血气不和，经络脉涩，血滞日久，凝滞瘀结不散，便发展为瘀血，或者跌扑损伤，血溢脉外，离经之血便为瘀。毕老认为辨治此类疾病当活血化瘀，而临床应用中应分活血和化瘀两个层次。

活血法应用于瘀血证病位轻浅之时。毕老谨遵《内经》"疏其气血，令其条达，而致和平"的原则，重视脏腑生理功能的恢复，或补益肺脾之气，或疏肝理气、条达气机，或兼补心气，气行则血行，使血的生理功能恢复正常。这类病证可以在四物汤、桃红四物汤、归脾汤的基础上酌加疏肝理气，活血之品治之。

化瘀法应用于血瘀证重证或血瘀日久，或凝滞郁结日久，有形之积块已成之证，如中风、积聚。毕老治疗这类疾病推崇使用王清任的活血化瘀之法，以逐瘀汤系列方为主加减治之。同时毕老善用虫类药，他认为血瘀日久，癥瘕顽疾不能速祛，而虫类药天赋蠕动之性，善飞灵走窜，具有搜剔络中瘀血，推陈致新之功，能攻坚破积，用于瘀血证相得益彰，毕老临证常用全蝎、蜈蚣、水蛭、地龙、僵蚕之辈。

病例一：

王某，女，49岁。反复呃逆3年。患者3年前生气、食冷后出现呃逆症状，气逆上冲，出于喉间，呃呃连声，声短而频，不能自止，影响进食及睡眠，在医院行胃镜检查提示浅表性胃炎，遂诊断为浅表性胃炎，服用奥美拉唑等药物治疗无效。现症：反复呃逆，呃呃连声，声短而频，与饮食无关，偶有反酸、心下闷胀，诊其舌质淡红，苔薄白，脉滑。毕老认为此为脾胃虚弱、胃失和降所致。法当补益脾气，降气化痰，和胃止呃。方拟香砂六君子汤合旋覆代赭汤加减治之。

按　王清任《医林改错·血府逐瘀汤所治症目·呃逆》中说："因血府血瘀，将通左气门、右气门归并心上一根气管，从外挤严，吸气不能下行，随上出，故呃气。若血瘀甚，气管闭塞，出入之气不通，闷绝而死，古人不知病源，以橘皮竹茹汤、承气汤、都气汤、丁香柿蒂汤、附子理中汤、生姜泻心汤、代赭旋覆汤、大小陷胸等汤治之，无一效者。相传咯忒伤寒，咯忒瘟病，必死。医家因古无良法，见此症则弃而不治。无论伤寒、瘟疫、杂症，一见呃逆，速用此方，无论轻重，一付即效。"毕老认为，遇呃逆一证，首当常规治疗，诸方无效，辨证困难，方可用血府逐瘀汤，常可药到病除。

病例二：

曹某，男，52岁。前额连颞侧头痛1年，复发加重3天就诊。患者1年前无明显诱因出现前额连颞部头痛，呈发作性胀痛、针刺痛，伴头晕，每月发作1~3次，伴耳鸣。在某医院就诊，CT提示脑萎缩，诊断为偏头痛，给予氟桂利嗪治疗，效果不理想。3天前，患者头痛发作，疼痛剧烈。现症：患者头痛剧烈，少气懒言，面白唇淡，以手扶头，疼痛呈持续性胀痛，不伴恶心呕吐，不伴视物旋转，不伴畏声畏光，眠差，饮食可，二便调。诊其舌淡，苔薄白，脉细。此为肾精亏损，髓海失养，久病入络，瘀血阻滞，脑络不通所致。法当滋补肝肾，活血搜风通络。方拟首乌散加味：何首乌30g，丹参30g，白芍20g，枸杞子20g，钩藤20g，白蒺藜20g，全蝎6g，蜈蚣2条，防风15g，羌活15g，白芷15g，僵蚕15g，白土茯苓 30g, 甘草 6g。3 剂, 水煎 3 次, 和匀, 分 3 次服, 日服 1 剂。患者连服 9 剂后未再来就诊, 后患者因他病来就诊, 述头痛发作甚少。

　　按 毕老诊此案, 临证思路简明扼要, 一击中的。患者反复头痛, 屡触屡发, 此为久病, 头风也; 其年老劳欲过度, 肾阴亏虚, 水不涵木, 肝阳上亢, 上扰清窍而头痛, 肾虚不能生髓, 髓海空虚, 脑失濡养而头痛, 故症见失眠、眩晕、头痛。久病入络, 瘀血阻滞, 脑络不通, 故而迁延不愈。法首当滋补肝肾, 活血搜风通络, 方用首乌散加虫类药, 以何首乌、枸杞子补益肝肾, 滋水涵木。钩藤平肝息风。白芍敛阴。丹参补血活血。白蒺藜散风疏肝。全蝎、蜈蚣息风镇痉, 搜风通络止痛。毕师临证善用虫类药, 因虫类药以其蠕动之性, 飞灵走窜, 具有搜剔络中瘀血, 推陈致新之功, 能广泛应用于因循环瘀滞所致瘀血征象者。

运用益气升阳法学术经验临床研究

益气升阳一法，重在甘温除湿，源于李东垣的学术思想，是东垣脾胃论的重要组成部分，反映了东垣治脾胃重视阳气升发的学术思想，其临床运用范围广，适用于脾胃气虚，清阳不升为主的内、外、妇、儿、五官等科诸多疾病。毕朝忠老中医深谙东垣益气升阳法的运用，临证善用升阳益胃汤、补中益气汤等益气升阳方剂治疗诸多常见病、疑难病，其法师古而不泥古，加减时有神来之笔，往往能立起沉疴。似毕老这般名老中医既是当代中医的杰出代表，更是我辈学习的楷模，其学术经验是将中国传统医学基础理论、前人经验与自身实践相结合，来解决临床疑难问题，也代表着当前中医学术和临床发展的较高水平。似毕老这般名老中医的学术思想和临证经验是中医药学术特色、理论特质的集中体现，与中医古籍文献相比，更加鲜活，更具直观性、实效性，更具有传承研究价值。因此研究他们的临床经验及辨证论治特点是中医继承与发展所不容忽视的重要一环，积极整理、研究名老中医的理论和临床经验对开展名老中医学术思想、经验传承研究具有十分重要的意义。

本研究对名老中医毕朝忠临床应用益气升阳法治疗疾病的治疗法则、处方进行定量分析、数据挖掘，总结出证候诊断思路、基本方及加减用药规律，对名老中医毕朝忠运用益气升阳法的学术经验进行系统的整理和总结。

1　资料

临床资料来源有前瞻性及回顾性两类，所有病历资料均原汁原味地保存了名老中医诊疗过程的真实信息。①前瞻性病历：2014 年 7 月～2015 年 6 月跟师名老中医毕朝忠运用益气升阳法的前瞻性病历 100 份。②回顾性病历：2012 年 8 月～2014 年 9 月在重庆市沙坪坝区中医院跟师名老中医毕朝忠运用益气升阳法的较完整的回顾性病历 100 份。

1.1　纳入标准

《脾胃论》中益气升阳方剂由益气药、升阳药、祛湿药、降火药、行气药、活血药等相配伍而成，其代表方剂有补中益气汤、升阳散火汤、升阳益胃汤、升阳除湿汤等。根据跟师毕朝忠名老中医的体会制定纳入标准如下。

（1）病历资料中姓名、性别、年龄、就诊时间、主诉、现病史、中医辨证、处方各项完整。

（2）诊疗过程完整、记录完备，至少二诊以上。

（3）年龄在 14 岁以上。

（4）处方为补中益气汤加减的病历。

（5）处方为升阳益胃汤加减的病历。

（6）处方除以上两条外，符合方剂由益气药、升阳药、祛湿药、降火药、行气药、活血药等相配伍组成规律的病历。

符合以上（1）（2）（3）＋（4），（1）（2）（3）＋（5），（1）（2）（3）＋（6）的病历均可纳入收集范围。

1.2 排除标准

（1）诊疗过程不完整、记录缺失。
（2）缺少明确的治疗结果的病历。
（3）14岁以下儿童，用药量小，无法比较的病历。
（4）妊娠期、哺乳期妇女，用药有禁忌的病历。
符合其中1项即排除。

本研究共收集病历800份，符合纳入标准和排除标准的研究病历202份，其中回顾性病历100份，前瞻性病历102份；男性84例，年龄40～78岁，平均58.72岁；女性118例，年龄32～76岁，平均61.38岁。处方202张，包括感冒、失眠、咳嗽、眩晕、便秘、郁证、月经不调等病证的处方。

2 方法

2.1 处方数据库的建立

通过病历收集，保留符合纳入标准的病历资料和处方信息，采用Excel软件进行数据录入，建立标准化病历资料数据库。

2.2 数据录入

采取双人双次录入，发现处方用药、辨证、组方等变量不一致时根据原始数据给予修正。

2.3 证候诊断标准

以名老中医本人辨证为主，同时参照中华人民共和国国家标准《中医临床诊疗术语 证候部分》（GB/T16751.2—1997）及《中医病证分类与代码》。中药药名以人民卫生出版社2013年《中药学》第二版为标准。

2.4 数据预处理

将原始数据录入成目标数据，对其中不规范药名和处方名进行规范（表4-1）。

表4-1 药名规范表

原药名	规范后药名
大力子、大力	牛蒡子
二皮	黄芪
坤草	益母草

续表

原药名	规范后药名
大白	槟榔
晒参	人参
川连	黄连
故纸	补骨脂
云苓	茯苓
白土苓	白土茯苓
法夏	法半夏
大芸	肉苁蓉
天虫	僵蚕
全虫	全蝎
桑皮	桑白皮
白蔻、豆蔻	白豆蔻
辛夷花	辛夷
花粉	天花粉
龙牡	龙骨、牡蛎
二地	生地黄、熟地黄
寸冬	麦冬
二冬	麦冬、天冬
银花	金银花

2.5　数据挖掘

用频次法分析毕老处方规律和使用频繁的中药,用复杂系统熵聚类方法分析药物组方配伍特点。

3　结果

3.1　毕朝忠老中医益气升阳法常用中药情况

202 张处方共涉及中药 76 种,通过采用频次统计法,得到毕朝忠老中医益气升阳法常用中药的使用频次情况。使用白术频率最高(186 例)占 92.08%,其次为党参(含人参、太子参,185 例)占 91.58%,接下来是黄芪 89.00%、甘草 87.00%、茯苓 84.00%、防风 83.50%、羌活 81.50%、独活 81.50%、柴胡 76.00%、陈皮 75.50%、半夏 75.00%、威灵仙 67.00%、葛根 67.00%、黄连 63.00%,另有当归、川芎、白芍、黄芩、神曲、麦芽、谷芽、山楂、鸡内金、何首乌、丹参、枸杞子、钩藤、砂仁、木香等药物使用频率在 50.00% 以上,从中我们可以看到,毕老用药重视补益脾气,益气升阳,所用药物具有健脾、运脾、除湿、理气、化痰、平肝、升阳、散火、活血等功效。

3.2 毕朝忠老中医益气升阳法常用药物配伍组合情况

应用数据挖掘软件 SPSS Clementine 进行分析，相关网络节点表示两种或两种以上中药之间的关联强度。用关联图的方法分析毕朝忠老中医益气升阳的核心药物组合，其中人参+白术+黄芪为健脾益气常用组合；陈皮+半夏为化痰理气常用组合；防风+羌活+独活、柴胡+升麻、威灵仙+葛根为升阳常用组合。

4 结 论

毕朝忠老中医在常见病的诊治中深受李东垣、施今墨及贵州名中医石玉书的影响，善用大处方，虽药品繁多，但搭配得体，法度严谨，毫无烦琐冗赘之感。他强调脾胃的重要性，注重调理脾胃，不仅从脾胃入手治疗多种疾病，而且在治疗疾病的同时不忘顾护脾胃。

毕朝忠老中医重视人体的整体动态平衡，并结合重庆地区地理、气候因素，提出脾胃失调、痰湿内停、阳气闭郁为重庆地区常见病发病的主要病机，治疗上需注重顾护脾胃、调整阴阳、扶正纠偏、益气升阳。其益气升阳的学术经验，反映了重庆地区常见病发病的病机特点，对临床有很好的指导意义。

毕朝忠老中医用益气升阳法治疗常见病疗效满意，并长于使用风药，强调调整气机的升降和出入，值得推广和应用。

通过数据挖掘技术整理毕朝忠老中医的益气升阳学术经验，揭示了毕朝忠老中医的遣方用药规律，印证了毕朝忠老中医顾护脾胃、调整气机升降出入、益气升阳的学术经验，充分说明计算机技术在整理名老中医学术经验中具有重要意义。

第二部分　病　证　论　治

论治咳嗽经验

咳嗽是多种肺系疾病所共有的症状，又是中医的病证之一，咳嗽在临床上病程长短不一，西医多运用抗菌药物或镇咳化痰药治疗，往往部分患者疗效不显著。中医治疗咳嗽的方法很多，若药证相当，往往能收到很好的疗效。

1　临证思路

咳嗽的病因有外感、内伤两大类，外感咳嗽为六淫外邪侵袭肺系，内伤咳嗽为脏腑功能失调，内邪干肺。《景岳全书·咳嗽》说："外感之咳，其来在肺，故必由肺及脏，此肺为本而脏为标也；内伤之咳，先因伤脏，故必由脏以及肺，此脏为本而肺的标也。"《医学心悟》亦言："肺体属金，譬若钟然，钟非叩不鸣，风寒暑湿燥火六淫之邪，自外击之则鸣，劳欲情志，饮食炙煿之火自内攻之则亦鸣。"这些均提示了咳嗽必须是在肺脏受累之后才出现的。无论外感、内伤咳嗽，皆因肺系受病，致其宣发、肃降的生理功能破坏，致肺气上逆所致。

毕老认为咳嗽的发病大多由感受外邪而诱发，以邪实、邪实正虚者多见，治疗咳嗽的关键是要解除肺气失于宣发肃降的种种原因，应以宣肺止咳为先，并注重调理脏腑、气血的关系，调动机体的各种调节功能，尽快恢复肺气正常的宣发肃降生理功能，使肺气不上逆而达止咳之目的。

1.1　宣肺止咳，利于肺气宣发功能的恢复

肺主气，司呼吸，开窍于鼻，外合皮毛，内五脏华盖，且肺为娇脏，不耐寒热，易受内、外之邪侵袭而为病。肺气宜宣宜降，肺气为邪壅闭，则宣肃不利，发为咳嗽。毕老认为咳嗽的机制在于肺失宣降，且以肺气失宣为主。不仅外感咳嗽以肺气失宣为主要机制，即使内伤咳嗽也与肺气不宣密切相关。因此，毕老临证治疗咳嗽时，重视顺应肺的生理特性，通过调整、恢复肺气的宣肃功能，祛邪止咳，以尽快缓解咳嗽的症状，宣肺止咳为其常用之法。

宣肺是直接治肺法之一，通过宣通肺气，恢复其宣发布散功能，有助于解除表邪及调节肺主气、司呼吸、布散水谷精微等功能。宣肺止咳法可用于咳嗽的各个类型，不论是外感咳嗽，还是内伤咳嗽，辨证采用宣肺法，肺气宣畅则咳嗽自止。外感咳嗽多为新病，不论风寒、风热、风燥侵袭，皆因邪束卫表，肺失宣发，气机不利，呼吸不畅而咳嗽，除伴寒热表证外，多出现咽痒、鼻塞、流涕，或胸闷不适，且多咳而不畅，以肺气不宣为主要病机。因此，外感咳嗽的治疗必以宣肺为主，结合外邪的性质解表散邪。内伤咳嗽多为久病，多属邪实与正虚并见，以邪实为主者，由于内邪阻滞，如痰浊、痰热、郁火等病理因素的存在，往往闭阻肺气而不宣，引起或加重咳嗽，在治疗时必配宣肺之法；以正虚为主者，也为虚中夹实，气

虚、阴虚之患，易兼痰与火热，对此亦需结合宣肺法进行治疗；或因虚而易感受外邪，受到外邪侵袭而咳嗽加重者，则在宣散外邪的同时注意调护中气。

1.2 降气通便，利于肺气肃降功能的恢复

肺与大肠相表里，肺气的肃降，有助于大肠传导功能的发挥，大肠传导功能正常，则有助于肺的肃降。毕老认为，临证观察咳嗽的同时往往伴见便秘、腹胀，是与肺和大肠的表里关系密切相关的。肺与大肠上下相应，大肠职司传导，肺气的肃降，有助于大肠传导功能的发挥，使腑气通畅，出入有常；反之，大肠积滞不通，亦能影响肺之肃降。肺失宣肃，肺气上逆而咳嗽；肺失肃降，肺气不降，则腑气不通，排泄通达失常，且津液不能下达，出现便秘、腹胀。便秘、腹胀的症状又可加重肺气的壅闭，则更宣降不利。故毕老在治疗咳嗽时，对患者的大便情况非常重视，认为必须要保证大便通畅，其止咳方中槟榔是必用之药，《本草汇言》说："槟榔主治诸气……此药宣行通达，使气可散，血可行，食可消，痰可流，水可化，积可解矣。"槟榔辛散苦泻，既能行气消积以导滞，又能缓泻而通便，腑气通则肺气降。

1.3 理气活血，利于肺司呼吸功能的恢复

气属阳，血属阴，其关系为"气为血之帅""血为气之母"。血属阴而主静，血液的循行，有赖于心气的推动、肺气的宣发布散、肝气的疏泄条达。气的运动有升、降、出、入四种基本形式，对于肺的呼吸功能，体现着呼气是出，吸气是入，宣发是升，肃降是降。毕老认为当肺的宣发肃降功能被破坏时，会影响血液的运行，血行则随气的升降出入异常而逆乱，出现血行不利、血行迟缓而形成血瘀，尤以中老年患者和久咳者多见。故治疗咳嗽时，对调节气血的关系非常重视，根据患者的年龄、发病的新旧、病程的长短，有针对性地选用行气活血之药，如选用郁金、桃仁调理气血的异常，以利于肺司呼吸之功能的恢复。

2 方药组成及用药特点

毕老自拟方宣肺止咳汤药物组成：白芥子15g，郁金12g，槟榔8g，杏仁12g，桔梗12g，桑白皮15g，百部15g，前胡12g，五味子12g，僵蚕12g，苏叶12g，牛蒡子12g，桃仁12g，甘草6g等。此方具有宣肺利气、化痰止咳平喘的作用，方中白芥子性辛温，辛散温通，能宣通肺气，利气豁痰，有肃降之功，并能促进气道的黏液分泌，有利于痰液的排除，为君；郁金为血分之气药，能开肺经之郁，清气化痰解郁滞，顺逆气，为臣；杏仁、苏叶能宣肺止咳，桔梗、前胡、桑白皮能祛痰止咳，百部、五味子能润肺止咳，槟榔、僵蚕肃降肺气而化痰，牛蒡子清肺利咽，共调肺气升降宣肃之机，达利祛痰止咳平喘之效而为佐使；桃仁配合郁金，以活血兼理气。诸药合用共同达到止咳、化痰、平喘的作用。其中苏叶、五味子的一开一收，桔梗、槟榔的一升一降，杏仁、前胡的一温一清，桃仁、郁金的一气一血，共使其解表不闭肺、理气不滞肺、化痰不壅肺、活血不瘀肺，达到开肺、理肺、肃肺、清肺之目的，从而使咳嗽、咳痰等症得以自平。

随症加减：风寒咳嗽表寒未解者，酌加荆芥、防风；痰白量偏多者，加茯苓、陈皮、京半夏；鼻塞流涕者，加苍耳子、辛夷；痰中带血者，加栀子、白茅根、仙鹤草；风热咳嗽表

热未解者，加金银花、连翘、薄荷；燥热咳嗽者，加沙参、麦冬、知母；痰热咳嗽痰黄量多者，加鱼腥草、黄芩、浙贝母、瓜蒌皮；胸闷者，加枳实、瓜蒌皮；气喘者，加苏子、葶苈子；胸痛者，加橘络、丝瓜络；咽痒、咽痛者，加蝉衣、胖大海、射干；咽干口燥者，加沙参、麦冬；大便秘结甚者，可加大黄。方中五味子的用量外感咳嗽新发时需减量或不用，以免敛涩留邪；久咳患者则用量可适当增加，以增强收敛肺气之效。小孩、青壮年之外感咳嗽则不用桃仁。

3　病案举例

病例一：

周某，女，42岁。反复咳嗽3天，于2005年3月6日来诊。患者3天前受凉后出现咳嗽，咽痒，咽痛，流清涕，微恶风寒。自服感冒药、抗生素后，咽痛缓解，但咳嗽加重。现症：咳嗽，咳声重浊，咳白色泡沫痰，咽痒，流清涕，微恶风寒，大便干结，舌质红，苔白，脉浮。检查：咽部充血有滤泡，扁桃体不大，听诊双肺呼吸音粗糙，未闻及干湿啰音。此属外感咳嗽，由于风寒袭肺，肺气失宣，气机不利，上逆而咳。治以疏散风寒，宣肺止咳。处方：白芥子15g，郁金12g，槟榔10g，杏仁12g，桔梗12g，桑白皮15g，百部15g，前胡12g，五味子9g，僵蚕12g，苏叶15g，牛蒡子12g，防风12g，荆芥12g，苍耳子12g，辛夷12g，甘草6g。3剂，每日1剂，水煎400ml分3次服。3剂后咳嗽得愈。

按　本例以咳嗽为主症，伴见恶风寒、流清涕等风寒束表证，病程短、病势急，系风寒外袭犯肺而致肺气闭郁，肺失宣发，气机不利而发外感咳嗽。肺气失宣为主要病机，治疗必以宣肺为主，结合外邪的性质解表散邪，方用宣肺止咳汤减桃仁，加防风、荆芥以解表散寒，苍耳子、辛夷以散寒通窍，以达疏散风寒，宣肺止咳的目的。

病例二：

许某，男，63岁。反复咳嗽咳痰13年，复发加重12天，于2004年12月3日来诊。患者有慢性支气管炎病史13年，咳嗽咳痰常因受凉反复发作。12天前感寒受凉后，咳嗽，咳白色泡沫痰，自服抗生素、止咳化痰药，咳嗽未见减轻。现症：咳嗽，胸闷，咳少量黄色黏痰，不易咳出，咽痒，口干，大小便正常，舌质红，苔黄，脉滑。检查：咽部充血，双肺听诊呼吸音低，右侧中下肺可闻及少许干啰音。X线片示双肺纹理增粗。此属内伤咳嗽，感受外邪而诱发，痰浊内蕴化热，痰热壅阻肺气，肺气失宣，上逆而咳。治以宣肺清热，化痰止咳。处方：白芥子12g，郁金12g，槟榔6g，杏仁12g，桔梗12g，桑白皮15g，百部15g，前胡12g，五味子12g，僵蚕12g，苏叶12g，牛蒡子12g，桃仁10g，黄芩15g，浙贝母15g，鱼腥草20g，瓜蒌皮15g，蝉蜕12g，甘草6g。3剂，每日1剂，水煎400ml分3次服。服药后咳嗽大减，咳白色黏痰，易咳出，胸闷、咽痒缓解，原方去瓜蒌皮、鱼腥草、蝉蜕，再进3剂而咳止。

按　本例为反复咳嗽迁延失治，邪气伤肺导致内伤咳嗽，复感外邪致咳嗽屡作。"肺为贮痰之器"，痰浊内蕴，遇外感引发，郁而化热，痰热壅阻肺气，肺气失宣，上逆而咳，病机以邪实为主。治疗仍应以解除引起肺气失宣的原因为首要，方用宣肺止咳汤加黄芩、浙贝母、鱼腥草、瓜蒌皮等清热化痰之品，以达宣肺清热，化痰止咳的目的，则症状较快缓解。

4 体会

咳嗽既是一个独立性的证候，又是肺系多种疾病的一个症状，是临床常见病。《景岳全书·咳嗽》说："咳证虽多，无非肺病。"无论外感咳嗽或内伤咳嗽，均系肺系受病，肺气上逆所致。咳嗽是内、外病邪犯肺，肺脏为了祛邪外达所产生的病理反应。纵观临床，咳嗽的发病大多由感受外邪而诱发，以邪实、邪实正虚者多见，肺气为邪壅闭，则宣肃不利，发为咳嗽。肺气宜宣宜降，毕老临证治疗咳嗽时，重视顺应肺的生理特性，通过调整、恢复肺气的宣肃功能，祛邪止咳，以尽快缓解咳嗽的症状。"五脏六腑皆令人咳，非独肺也。"毕老对咳嗽的治疗也并非仅局限在"肺"，他认为治疗咳嗽是要解除肺气失于宣发肃降的种种原因，在宣肺止咳的基础上，一并注重调理脏腑、气血的关系，调动机体的各种调节功能，以帮助尽快恢复肺气正常的宣发肃降功能，使肺气不上逆而达止咳之目的。毕老自拟的治疗咳嗽方宣肺止咳汤，是其数十年来治疗咳嗽的经验结晶，临床验证确有很好的疗效。

论治口糜经验

口糜，相当于现代医学的口腔炎、口腔溃疡等。此病发病较急，病程长，常反复发作。常表现为口腔恶臭，进食困难，口腔黏膜潮红、增温、肿胀和疼痛，口腔黏膜上有白色或者灰白色呈小圆形的坏死病灶等症状。毕老治疗口糜遣方用药具有独到之处，疗效显著，有着丰富的临床经验。

1 口糜的病因病机

口糜病名首见于《内经》。《素问·气厥论》说："膀胱移热于小肠，鬲肠不便，上为口糜。"历代医家对此病亦有论述。口糜的病因病机分虚实而论，虚证多为劳损内伤，损耗精液，阴虚火旺所致。阴虚火旺，上炎龈口，大病久病之后，胃阴耗伤，虚火上炎，灼伤口舌肌膜发为本病。《杂病源流犀烛》说："阴亏火泛，亦口糜。而实证则多由心火上炎，脾胃湿热积聚所致。心脾之热，上炎龈口，心开窍于舌，脾开窍于口。过食辛热食物，脏腑失调，热积心脾，不得宣泄，循经上炎于口，灼腐肌膜，遂成口糜""心脾有热，亦口糜。"

毕老在临床总结中发现，因重庆地处两江汇合之地，长年湿气较重，湿性黏滞重着不易除去。故患口糜之症者，多为脾胃湿热积聚所致。湿热、湿浊病机在口糜病程中常相互并存或互相转化。浊邪与邪毒合而为病，其作用于人体，上炎于口，则出现口腔黏膜糜烂、肿胀。浊邪与邪毒猖獗，浊毒之邪滞留不去，则导致疾病迁延不愈；湿易困脾，湿浊之邪困犯脾胃，使脾胃运化功能失调，浊气不降反升于口腔，故出现口舌疼痛，进食困难，口腔黏膜糜烂、红肿。毕老治疗口糜时重视湿气之邪，采用芳香化湿之剂甘露消毒丹加减化裁治疗口糜，临床疗效颇佳。

2 临证辨治体会

基于邪毒、湿浊是口糜复杂病机基本环节的认识，毕朝忠主任中医师运用甘露消毒丹加减化裁，芳香化湿清热、升清降浊，辨证治疗，疗效颇佳。

2.1 治疗以甘露消毒丹为主，随症加减化裁

甘露消毒丹，首载于叶天士的《医效秘传》，由飞滑石、淡黄芩、绵茵陈、石菖蒲、川贝母、木通、藿香、连翘、白豆蔻、薄荷、射干组成。具有利湿化浊，清热解毒之功效。主治湿温时疫，邪在气分，湿热并重证。现代此方多治疗湿热并重，毒邪为患，充斥气分所致的病证。方中重用飞滑石、绵茵陈、淡黄芩为君，其中飞滑石清利湿热，并能解暑、利窍，味淡主渗湿，能荡涤六腑而无克伐之弊；绵茵陈清热利湿退黄，其对于湿热病证最为相宜；

淡黄芩清热解毒，燥湿，三药共奏利湿化浊解毒之功。石菖蒲祛除湿浊，涤痰辟秽，宣通九窍；白豆蔻行气悦脾，芳香化湿，令气畅而湿行；藿香芳香化湿，辟秽和中，宜于湿浊壅滞之证，其芳香而不过于猛烈，温煦而不偏于燥烈，能祛除阴霾湿邪。藿香、石菖蒲、白豆蔻均辛温，开泄气机，芳香化湿，共为臣药，此三药对湿阻中焦者更宜。藿香、绵茵陈合用则芳化清利，醒脾而助湿运，清热而能化浊。木通清利湿热，助飞滑石、绵茵陈导湿热而去，且通行气血。射干清利咽喉。川贝母乃肺经之药，因痰火上攻，故以其清肺利咽，与射干配伍，增强清咽利喉之效。连翘清热解毒，协淡黄芩以加强清热解毒作用。木通、川贝母、射干、连翘共为佐药。薄荷辛凉，宣肺透热，清利咽喉，取其性凉而轻清，善行头面，亦为佐药。热毒上壅，咽颐肿痛，使以薄荷，既增强射干、川贝母、连翘利咽解毒之功，又能使气机宣畅，水湿通利。治湿宜给以出路，治热宜宣散清泄，治毒宜泻火解毒，使湿邪得利，毒热得清，行气化浊。故本方立法为祛湿、清热、解毒。本方在选择药物方面顾护三焦，亦含有宣上、畅中、导下的治疗原则。

2.2　芳香化湿，清热解毒为指导思想贯穿治疗始终

毕老认为口糜病机重点在于邪毒与湿邪合病，浊阴困体，阻遏中焦脾胃，故而迁延不愈，治疗的关键在于芳香化湿，清热解毒。所以毕老在临证治疗中往往重视化湿药的使用，在应用化湿药方面，辛开肺气于上，是启上闸以开水源；芳香化湿于中，是理脾湿以复脾运；淡渗利湿于下，是通调水道以祛湿浊。全方配伍，利湿化浊，清热解毒，通畅气机。

2.3　辨证论治重视效不更方

"效不更方"也称"守方"。毕师认为其病证往往为湿邪壅滞，阻滞脾胃气机。其治疗应重视芳香化湿清热，所谓祛湿如抽丝，其治疗往往需要较长时间，短则数十日、数月，长则逾年数载，宜守方耐心等待，不应动辄变法更方。临床应遵循以下原则守方：其一，临床主要症状改善或明显好转；其二，临床主要症状及次要症状有变化，而病因病机未变。

3　病案举例

病例一：

张某，女，25岁。2016年3月11日初诊。多发性口腔炎2年，曾服用维生素及清热解毒中成药，但疗效不明显，病情常常反复发作，时轻时重，缠绵不愈。近1周病情加重。现症：口腔内两侧黏膜及舌尖、舌根部出现散在溃疡，小如粟米，大如黄豆，色泽鲜红，疼痛难忍，坐立不安，脘腹痞满，小便黄，大便干，每日1次，舌尖红，苔稍黄腻，脉滑。诊断为口糜，辨证为心火上炎，脾胃湿热。治以芳香化湿，清解热毒为主。拟方甘露消毒丹加减：白豆蔻15g（后下），藿香15g，茵陈20g，滑石20g，木通12g，石菖蒲15g，黄芩12g，薄荷6g（后下），忍冬藤20g，射干15g，浙贝母20g，青黛20g（包煎），玫瑰花15g，槟榔8g，淡竹叶20g，甘草6g。5剂，每日1剂，水煎400ml分3次服。嘱咐患者忌辛辣厚味。5天后复诊，患者诉口腔疼痛稍有好转，进食量增加。口腔内黏膜红肿减轻，二便正常。继续给予上方7剂服用，10天后患者诸症均好转。嘱咐患者注意饮食调理，随访半年无复发。

病例二：

刘某，男，39岁。2017年6月17日初诊。患者因近1周进食辛辣食物及啤酒，出现舌体疼痛，口腔内右侧黏膜出现散在溃烂，进食时疼痛较剧，纳食正常，二便可，舌红，苔黄腻，脉滑数。辨证为脾胃湿热。诊断为口糜，治以芳香化湿热毒为主。拟方甘露消毒丹加减：白豆蔻15g（后下），藿香15g，茵陈20g，滑石20g（包煎），木通15g，石菖蒲15g，黄芩15g，薄荷6g（后下），忍冬藤20g，射干15g，浙贝母20g，青黛20g（包煎），玫瑰花15g，苍术15g，淡竹叶20g，黄连5g，佩兰15g，甘草6g。5剂，每日1剂，水煎400ml分3次服。嘱患者忌辛辣厚味。5天后复诊，患者诉口腔及舌部疼痛有所好转，进食量增加，口腔右侧黏膜肿胀减轻，二便正常。继续给予上方5剂后，患者诸症消失。嘱患者注意饮食调理，随访3个月无复发。

按 此两例口糜病，不论病程长短，病机特点皆为脾胃湿热积聚，上炎于口而发病。毕老认为治疗口糜时应结合重庆地势、气候特点，重视热毒、湿浊多致病的特点，以芳香化湿，清热解毒为法，往往能取得较满意的疗效。

论治胸痹心痛经验

毕老对冠心病的诊治多有良效，认为冠心病属"胸痹心痛"范畴，病机为本虚标实，气虚血少为其本，痰气瘀结为其标，重视胸痹心痛与脾胃的关系；治疗当标本兼治，以自拟当归川芎散为主方加减化裁。现将毕老治疗胸痹心痛的经验介绍如下。

1　本虚标实为基本病机

毕老认为胸痹心痛的基本病机为本虚标实，气虚血少为其本，痰气瘀结为其标，且有经典理论支持。《金匮要略》述："脉当取太过不及，阳微阴弦，即为胸痹而痛，所以然者，责其极虚故也"，首次提出"胸痹"病名，指出"阳微阴弦"的病机。《素问·阴阳应象大论》有"年四十而阴气自半也，起居衰矣"，指随年龄增长人的肾气渐衰，正气渐亏。胸痹心痛好发于中老年人，多因该年龄段患者已经出现肾气衰弱的表现，若肾阳虚则不能鼓动五脏之阳，心阳不振，则推动血运无力，心血失于温养，血运迟滞则为瘀，不通则痛；若肾阴亏虚则不能滋养五脏之阴，心阴不足，心血亏耗，心失所养，不荣则痛。《儒门事亲》中有"夫膏粱之人，起居闲逸，奉养过度，酒食所伤，以致中脘留饮，胀满，痞膈，酢心"，指饮食不节损伤脾胃，脾胃虚弱则生化运行气血津液的功能下降，以致气滞、痰阻、血瘀，发为胸痹心痛。

毕老指出，胸痹虽为本虚标实之病，但也有因虚致实、因实致虚之分。如素体阳虚，胸阳不足，阴寒之邪乘虚外袭，以致寒邪凝滞，痹阻胸阳；或饮食失节，损伤脾胃，忧思伤脾，脾虚气结，则运化失健，津液输布不利，聚湿成痰，此乃因虚致实。如情志不调，郁怒伤肝，肝郁气滞，甚则气郁化火，灼津成痰而致脉络不利，心血运行不畅，以致血不养心；或痰浊、血瘀存于体内，影响水谷精微的运化，渐致气虚血少，心血不足，心失所养，此乃因实致虚。

2　与脾胃虚弱密切相关

毕老认为，胸痹心痛的发生与脾胃虚弱密切相关，其论点依据可从以下两方面阐述。

首先，脾胃与心生理相关。从经络而言，脾胃之经络皆与心相关联。《素问·平人气象论》言"脾足太阴之脉……其支者，复从胃，别上膈，注心中""气从太阴出注手阳明……从脾注心中"，指出心脾二经相贯，营气经足太阴脉注心中。此外，心脾还通过经别、经筋相联，"心手少阴之脉，起于心中，出属心系，下膈，络小肠"，由此可见脾胃与心经气互通。从五行而言，心属火，脾胃属土，心与脾胃乃母子关系，心阳可温煦脾土，若母病及子，心病可传之脾胃，若子病及母或子盗母气，脾胃之病亦可波及心。从气血而言，心主血而脾生血，心主行血而脾主统血，心血供养脾胃以维持其运化功能，水谷精微经脾的升清转输，贯于心脉化为血液；脉中气血的充盛与否，取决于脾胃的盛衰，血液的正常运行则依赖于脾气的统摄。

再者，脾胃与心病理相联。脾胃乃后天之本、气血生化之源，是一身之气升降的枢纽，脾胃失调，则气机升降失常，心火不能下交于肾，肾水不能上济于心，从而心肾俱病。胃之大络名曰虚里，贯膈络肺，注于心前，胃气和降，则心脉亦安；若痰食中阻，胃失和降，气逆于上，壅塞气机，胸阳痹阻，则可发为胸痹。心血充盈是维持血液正常运行的基础，若脾胃功能失调，致化源不足，心失所养，心脉不利，亦可发为胸痹。脾为生痰之源，若脾失健运，致湿浊内生，凝聚为痰，痰浊阻滞气机，气滞则血行凝滞，久为瘀血，瘀血亦可阻滞气机；若痰浊阻于脉络，直接影响血行，瘀血内生也可影响津液输布，使之聚而成痰，如此痰瘀互生、互结，蒙蔽心胸，胸阳不振，血脉痹阻，不通则痛，发为胸痹。

毕老指出，随着人们生活水平的提高，饮食结构和饮食习惯发生了改变，尤其西南地区嗜食辛辣厚味，易致饮食不节或不洁，这是造成脾胃虚损的关键。脾胃虚弱，气运无力，痰湿内生，痰瘀交阻，是胸痹心痛发生的重要环节。

3 用药经验

胸痹心痛，以气虚血少为本，痰气瘀结为标，常涉及心、脾、肾三脏，治疗应标本兼治方可见全功，以活血理气、益气健脾、温补肾气、补养心气为法，毕老常用自拟方当归川芎散为基础方加减。该方由当归、川芎、陈皮、青皮、五味子、法半夏、杏仁、茯苓、浙贝母、甘草组成。方中当归和川芎为君药，当归取其补血活血之用，补中有动，行中有补，补血活血以养心通络，川芎取其活血行气，祛风止痛之功，其性善散，又走肝经，为气中之血药，二药配伍，互补为用，活血、养血、行气三者并举；青皮、陈皮理气健脾，宽胸顺气，共为臣药，二者配伍使气足而血行，行气而不伤正，使脾气能顺利地推动心血运行；五味子取其收敛、益气、宁心之功，为佐药，用以补心脾气，养心安神，毕老指出，冠心病患者常会出现失眠、多梦、睡眠不安等症状，此乃心血不足，心失所养，心神不宁所致，五味子能起到宁心安神的作用，心神得安更有助于血脉运行；法半夏取其燥湿化痰，降逆和胃之用，杏仁降气宽胸，同为佐药；茯苓补益心脾、利水渗湿、安神，浙贝母清肺化痰，再加甘草调和诸药。在临证过程中，毕老以此方为基础，常配合其他方剂加减化裁：兼有脾胃虚弱、气虚不运者，加升阳益胃汤；兼有中气下陷者，加补中益气汤；兼有心脾两虚者，加归脾汤；兼有脾阳虚衰者，加附子理中汤；兼有阳虚水泛者，加实脾饮或真武汤；兼有湿热痹阻者，加甘露消毒丹；兼有痰浊痹阻者，加瓜蒌薤白半夏汤。

4 病案举例

病例一：

张某，男，78岁。既往高血压、冠心病病史，长期服用坎地沙坦酯、氨氯地平、单硝酸异山梨酯片等治疗，症状不得改善，遂来诊。初诊诉胸闷，自觉胸中有压迫感，背痛，气喘，气紧，动则心累，头晕，纳差，眠差，二便调。舌质紫暗，苔薄白，舌底脉络迂曲，脉细涩。查心电图示 T 波低平。诊断为胸痹心痛，辨证为气滞血瘀，痰瘀阻络。治以行气活血，祛瘀化痰。予当归川芎散加减：当归20g，川芎20g，青皮15g，陈皮15g，杏仁15g，法半夏15g，五味子15g，全瓜蒌20g，薤白15g，麦冬15g，黄连5g，防风12g，羌活15g，独活20g，甘草6g。3剂，日服1剂。二诊患者诉服药后胸闷、气紧明显减轻，头晕有所改善，背痛缓解，舌脉如前。以原方去黄连、防风、羌活、独活，继服7剂，胸闷气紧、头晕症状进一步改善。

按 毕老认为此病例病机在于气血瘀滞、痰浊内生，痰瘀痹阻于胸阳，发为胸痹心痛，舌脉均为佐证。故治疗予当归川芎散行气活血化瘀，兼加祛痰通阳之品，患者背部疼痛为著，加祛风通络止痛之药，以达治疗效用。

病例二：

刘某，女，78岁。既往有10年冠心病病史。初诊诉经常出现胸部心前区憋闷感，胸骨后隐痛，放射到颈肩部疼痛，神疲乏力，上腹部胀痛，纳差，大便溏，舌质淡红，苔白，脉结代。诊断为胸痹心痛。辨证为脾胃虚弱，气虚血瘀。治当补益气血，通络止痛为主。方拟当归川芎散合升阳益胃汤加减：当归20g，川芎15g，青皮15g，陈皮15g，五味子15g，太子参30g，白术15g，黄芪30g，茯苓20g，柴胡15g，防风15g，羌活15g，独活20g，橘络15g，丝瓜络20g，延胡索20g，神曲15g，炙甘草6g。5剂，日服1剂。二诊患者诉心前区憋闷感缓解，上腹部胀痛有所缓解，诉阵发性心慌，神疲乏力，纳差，二便正常，舌质淡红，苔白，脉结代。患者服用前方有效，遂以上方加生晒参15g，鸡内金15g，继服5剂，患者病情进一步好转。此后患者又多次就诊，予当归川芎散合升阳益胃汤加减治疗，均有满意疗效。

按 毕老认为此病例病机在于脾胃虚弱，气虚血瘀，痹阻胸阳，胸阳不振，阴邪上乘所致，故在治疗上予当归川芎散活血通络止痛，再加升阳益胃汤鼓舞患者胸中阳气，振奋心阳，共奏补益气血，通络止痛之效。

论治乳蛾经验

乳蛾，西医称扁桃体炎，以咽喉两侧红肿疼痛、吞咽不利为特征，发病较急。常见的局部并发症有扁桃体周围脓肿、急性中耳炎、咽旁脓肿、急性淋巴结炎等，还可引起全身各系统疾病。毕老认为乳蛾发病多与邪毒、湿浊相关，故临床运用止痛如神汤为主辨治疗效颇佳。

1 病因病机

多数医家认为，本病为风热侵袭，客于喉间，风热毒气不能宣通而致。其发病急，为实热证。毕老在临床总结中发现，乳蛾在治疗的过程中，无论风热证还是里热证，单用疏风清热或清热解毒之法，其效皆不满意。毕师认为因重庆地区湿气较重，需重视祛除湿邪。咽喉作为人体之门户，在体外气候骤变，起居不慎，冷热失调，肺卫不固之时，外感邪毒，自口鼻直犯咽喉致病。浊邪指湿浊邪气，浊邪与邪毒相结合，蕴热化火，湿热蕴积而上蒸，使轻清的阳气被阻遏，以致孔窍壅塞，熏灼咽喉而致病。临床中，毕师采用祛风利湿之剂止痛如神汤治疗急乳蛾，祛风渗湿清热、活血祛瘀、升清降浊，疗效颇佳。

2 临床治疗

2.1 治疗原则

2.1.1 升清降浊贯穿治疗始终

毕师认为乳蛾病机重点在于邪毒与湿邪合病，浊阴困体，阻遏中焦脾胃，故而迁延不愈。在治疗上认为"举其阳则浊阴自降"，治疗关键在于升举清阳。所以毕师在临证治疗中往往重视风药的使用，在临证处方中，必用防风一味，并随证酌加羌活、独活、葛根等诸多风药。其用意有三：一为"升阳以散火"，乳蛾往往伴有发热，使用大量风药，可助脾升举阳气，截断"阴火"产生的途径，且具"火郁发之"之意；二为"升阳以除湿"，以防风之升药升下陷之阳，除滞下之湿，佐以泽泻渗湿于下；三为引药上行，风药味之薄者，为"阴中之阳"，"味薄则通"，风药气温，其性上行，犹如春气上升，有利于生长发育，引药上行。

2.1.2 重视效不更方

乳蛾迁延不愈者称为"慢乳蛾"，毕师认为其发病往往为湿邪壅滞，阻滞气血，气滞血瘀。其治疗应重视祛风渗湿清热、活血祛瘀，所谓祛湿如抽丝，其治疗往往需要较长时间，短则数十日、数月，长则逾年数载，宜守方耐心待效，不应动辄变法更方。临床应遵循以下原则守方：其一，临床症状或实验室检验改善或明显好转；其二，临床症状或实验室检验有或增或减的变化，而病因病机如故。

2.2 方药组成

止痛如神汤源于明代医家申斗垣之《外科启玄》，由当归、黄柏、桃仁、槟榔、皂角子、苍术、秦艽、泽泻、防风、熟大黄等组成。有清热利湿、活血化瘀、祛风消肿之效。乳蛾的主要临床表现是咽部疼痛，而止痛如神汤之止痛机制，在于清热以凉血，祛风以利湿，化瘀以生新，"通则不痛"，运用于咽喉肿痛，相得益彰，恰到好处。

临床治疗中，毕师常用止痛如神汤化裁，组方为苍术 15g，黄柏 15g，秦艽 15g，防风 15g，归尾 15g，桃仁 15g，泽泻 15g，槟榔 6g。方中黄柏性味苦寒，泻火以清湿热，对痢疾杆菌、大肠埃希菌、金黄色葡萄球菌及链球菌均有抑制和杀灭作用。归尾、桃仁为活血破血常用药，配以槟榔兼能润燥滑肠，苍术、泽泻燥湿祛湿，前者兼有祛风发汗之力，后者并具利水导湿下行之功。秦艽、防风祛风除湿，和血解热。故本方随症加减，灵活用于多种湿热邪毒蕴结，气滞血瘀痰凝，脉络不和疼痛诸症。而针对其不同原发病，又酌情灵活配伍其他方药。风热为甚者，加金银花 15g，连翘 20g 疏风清热解毒；发热者，加石膏 20g 清解透热；扁桃体炎伴颌下淋巴结肿大者，加三棱、莪术各 15g 软坚散结；扁桃体肿大伴便秘者，加黄芩 15g，配合槟榔行气通便。

3 病案举例

病例一：小儿急乳蛾案

徐某，男，6 岁。咽痛、发热 5 天，时症见咽痛、咳嗽、夜间较甚，发热，体温 38.2℃，进食量少，大便 2 日未解。查其咽部见充血水肿，双侧扁桃体Ⅱ度肿大，肿大部分超过舌腭弓及咽腭弓，双侧扁桃体上有大小不等的白色脓点，脓点上有少许脓性分泌物。诊其脉浮数，舌边尖红，苔白腻，指纹风关隐隐为紫色。方拟止痛如神汤加减治之：苍术 10g，黄柏 10g，秦艽 10g，防风 10g，归尾 10g，桃仁 10g，泽泻 10g，槟榔 5g，板蓝根 15g，金银花 15g，神曲 15g，蒲公英 15g，生石膏 30g。3 剂，分 3～5 次不拘时服，日服 1 剂。忌生冷、辛辣刺激之品。8 月 24 日二诊：服用 3 剂后患儿体温恢复正常，诉咽痛稍有好转，进食量增加。查其扁桃体充血水肿缓解，扁桃体上脓点消失。诊其脉浮而微数，舌淡，苔白腻。此乃邪去正安之象，故前方去生石膏治之。后患者诸症均消失，扁桃体无肿大，随访 1 个月无复发。

按：*急乳蛾为春秋季节常见病，咽喉作为人体之门户，在体外气候骤变，起居不慎，冷热失调，肺卫不固之时，外感邪毒，自口鼻直犯咽喉而致病；重庆地区湿气较重，湿浊邪气与邪毒相结合，蕴热化火，湿热蕴积而上蒸，轻清的阳气被阻遏，以致孔窍壅塞，熏灼咽喉而成乳蛾。法当祛风除湿，清解热毒。*

病例二：小儿慢乳蛾案

任某，女，6 岁。2012 年 12 月 11 日初诊。患儿 1 年前患急性扁桃体炎，经院外静脉滴注抗生素后病情好转，但始终感觉咽部不适、疼痛，扁桃体肿大，虽多方求医，效果甚微。初诊查见咽部充血，双侧扁桃体Ⅲ度肿大，舌淡红，略紫，苔白腻，脉濡弱。诊断为慢乳蛾。证属湿热壅滞，气滞血瘀。治以祛风除湿，活血化瘀。用止痛如神汤加减：苍术 10g，黄柏

10g，秦艽 10g，防风 10g，归尾 10g，桃仁 10g，泽泻 10g，槟榔 5g，板蓝根 15g，夏枯草 15g，浙贝母 15g，神曲 15g，鸡内金 15g。5 剂，水煎 3 次和匀，分 3 次服，日服 1 剂，嘱服药注意事项。2013 年 1 月 11 日二诊：咽部仍充血，双侧扁桃体Ⅱ度肿大，肿势高而张，效不更方，仍用上方巩固治疗。2013 年 2 月 18 日三诊：咽部充血缓解，双侧扁桃体Ⅱ度肿大，肿势塌陷，大便溏，上方去槟榔、泽泻，加连翘 15g 再服。2013 年 2 月 25 日四诊：咽部充血不明显，双侧扁桃体仍Ⅱ度肿大，肿势塌陷，大便正常。处方：苍术 10g，黄柏 10g，秦艽 10g，防风 10g，归尾 10g，桃仁 10g，泽泻 10g，槟榔 5g，夏枯草 15g，浙贝母 15g，莪术 10g，三棱 10g。2013 年 4 月 10 日五诊：患儿咽部微充血，双侧扁桃体Ⅰ度肿大，效不更方，续用初诊方 6 剂。2013 年 4 月 24 日六诊：患儿咽部淡红，扁桃体未见肿大，续用上方 1 周愈。

按：方中黄柏性味苦寒，泻火以清湿热。归尾、桃仁为活血破血常用药，配以槟榔兼能润燥滑肠，苍术、泽泻燥湿祛湿，前者兼有祛风发汗之力，后者并具利水导湿下行之功。秦艽、防风祛风除湿，和血解热。毕师语本方可随症加减，灵活运用于多种湿热邪毒蕴结，气滞血瘀痰凝，脉络不和疼痛诸证，此案为慢乳蛾，久病入络，痰瘀互结，故在辨证使用中务必酌加浙贝母、夏枯草化痰散结消肿，三棱、莪术破血行气、消积止痛。

病例三：急乳蛾兼虚火牙痛案

齐某，女，42 岁。2012 年 12 月 24 日初诊。现症：咽痛、右侧牙痛，痛甚如钻心，咽部充血，扁桃体红肿，呈Ⅰ度肿大，牙龈红肿，牙齿松动，咬物无力、疼痛，午后疼痛加重，右侧面颊肿甚，并伴口苦、发热、大便不畅。舌红，少津，舌苔黄厚，脉细数。诊断为乳蛾兼虚火牙痛。治宜祛风除湿，升阳散火。方用止痛如神汤化裁：苍术 15g，黄柏 15g，秦艽 15g，防风 15g，归尾 15g，桃仁 15g，泽泻 15g，槟榔 7g，白芷 15g，细辛 5g，大黄 8g，骨碎补 20g。3 剂，水煎 3 次和匀，分 3 次服，日服 1 剂，嘱服药注意事项。2012 年 12 月 28 日二诊：服用 3 剂，诸症消失，胃脘不适，大便溏薄，遂投参苓白术散 3 剂而愈。

按 止痛如神汤清热凉血，祛风利湿，化瘀生新，临床上可随症加减，灵活运用于多种湿热邪毒蕴结，气滞血瘀痰凝，脉络不和疼痛诸证。此案虽有急乳蛾，但兼有牙痛，牙齿松动，证属肾虚；大便不畅，证属阳明腑实，故随症酌加骨碎补、大黄，再加白芷、细辛祛风止痛。

4　毕老心得

止痛如神汤源于明代医家申斗垣之《外科启玄》，是治疗外科肛肠疾病和疮疡疾病的效验方、经典方。清代吴谦在《医宗金鉴·外科心法要诀》中更将其列为治痔首方。毕老基于邪毒、湿浊是乳蛾复杂病机基本环节的认识，运用止痛如神汤化裁，清热以凉血，祛风以利湿，化瘀以生新，"通则不痛"，运用于咽喉肿痛，相得益彰，恰到好处。

论治便秘经验

便秘是指由于大肠传导功能失常导致的以大便排出困难，排便时间或排便间隔时间延长为临床特征的一种大肠腑证。毕老治疗便秘，重视脾胃生化之源，治法上特色显著。

1　病机认识

本病病位在大肠，并与脾、胃、肺、肝、肾密切相关。脾虚传送无力，糟粕内停，致大肠传导功能失常，而成便秘；胃与肠相连，胃热炽盛，下传大肠，燔灼津液，大肠热盛，燥屎内结，可成便秘；肺与大肠相表里，肺之燥热下移大肠，则大肠传导功能失常，而成便秘；肝主疏泄气机，若肝气郁滞，则气滞不行，腑气不能畅通；肾主五液而司二便，若肾阴不足，则肠道失润，若肾阳不足则大肠失于温煦而传送无力，大便不通，均可导致便秘。

2　不用硝黄

李东垣《兰室秘藏·大便结燥门》谓："若饥饱失节，劳役过度，损伤胃气，及食辛热厚味之物，而助火邪，伏于血中，耗散真阴，津液亏少，故大便燥结""大抵治病，不可一概用巴豆、牵牛之类下之，损其津液，燥结愈甚，复下复结，极则以至引导于下而不通，遂成不救"。毕老深受李东垣思想影响，治疗便秘重视顾护脾胃生化之源，一概不用大黄、芒硝、番泻叶之辈。

3　灵活辨证

毕老认为，便秘一症，病位在肠，涉及脾、胃、肝、肾多脏，性质可分寒热虚实、风痰燥湿多端，与气血津液关系密切，治法有通因通用、塞因塞用等。具体运用则须灵活辨证，不可拘泥一法。

3.1　通因通用病例

丁某，64岁。素有大便不畅，2～3日一行，便软。近1个月大便干结，2日一行。现症：便秘，5日未行，伴腹胀、反酸，无嗳气，牙痛，牙龈淡红，无肿大出血，纳差，晨起口干口苦，小便可，眠可，舌红，少苔，脉沉弱。治法：益气健脾，消导通便。方拟香砂六君子汤加味：太子参20g，白术15g，陈皮12g，法半夏10g，茯苓15g，木香12g，砂仁6g（后下），神曲15g，鸡内金15g，谷芽15g，麦芽15g，蒲公英20g，浙贝母15g，大腹皮15g，黄芩15g，槟榔10g。3剂，每日1剂，水煎400ml分3次服。服药当日即解大便，但仍偏干，服 3 剂后大便正常，因担心疗效不持久，自行服上方 3 剂，服药后大便如常。1 个月后随访排便正常。

按 此为脾胃虚弱，脾阳不足，阳气下陷，阴火上冲，传导运输无力所致，宜通因通用，消导治之。

3.2 塞因塞用病例

胡某，女，38 岁。便秘 6 个月，甚时 1 个月仅大便 4～5 次。现症：便秘，2～3 日一行，质不干，伴气虚乏力，临厕努挣虚汗淋漓，伴腹胀，不伴腹痛。月经先期，经量多，无血块。纳可，小便调，眠可，舌淡嫩，苔白，脉沉细。治法：补中益气通便。方拟补中益气汤加味：党参 30g，白术 15g，黄芪 25g，当归 20g，陈皮 15g，柴胡 15g，升麻 15g，谷芽 15g，麦芽 15g，鸡内金 15g，枳壳 12g，火麻仁 20g，黄芩 12g，郁李仁 15g，槟榔 8g。5 剂，每日 1 剂，水煎 400ml 分 3 次服。服药后便秘缓解。

按 此为脾失健运，气血生化之源日少，使肠道失润，蠕动乏力而大便坚硬难下，宜塞因塞用，补中益气治之。法当补中益气，佐以润下。

3.3 温肾补阳病例

何某，女，44 岁。便秘 2 年。每日晨起口干，大便不规律，如羊屎状，脸上长有痤疮，纳差，夜尿频数，脚容易凉，舌淡，苔薄，脉沉。治法：益气温肾补阳。方用补中益气汤合济川煎加减：太子参 30g，白术 15g，黄芪 30g，当归 20g，陈皮 15g，柴胡 15g，升麻 15g，牛膝 12g，肉苁蓉 15g，枳壳 12g，黄芩 12g，槟榔 8g，火麻仁 20g，建曲 15g。3 剂，每日 1 剂，水煎 400ml 分 3 次服。3 天后复诊，效显，原方再续 3 剂。

按 此为饮食劳倦，脾胃受损，气虚阳衰，气虚则大肠传导无力，阳虚则肠道失于温煦，阴寒内结，便下无力，使排便时间延长，形成便秘。治以温肾补阳，配合顾护中土。

4 擅用黄芩-槟榔药对

毕老调便擅用黄芩配槟榔，槟榔用量有讲究，8g 即有通便之功，7g 仅有通滞之力。黄芩味苦，性寒，归肺、胆、脾、胃、大肠、小肠经，功能泄肺火，肺与大肠相表里，用提壶揭盖之力，通泄大便。槟榔味苦、辛，性温，归胃、大肠经，有破积、降气行滞之功。两药相配，一泻一通，一温一寒，可共奏通便之功。

论治慢性泄泻经验

慢性泄泻是指每日大便次数增多,粪质溏薄或者呈水样,病程迁延 2 个月以上。毕朝忠老中医在治疗慢性泄泻一证时,经验独到,处方用药,每收奇功,他根据自己多年的临证心得,将泄泻分为"湿寒""湿热""脾虚""肾虚"等类型,本文归纳整理了健脾祛湿法、升阳健脾法和温肾助阳法等,现撷其临床经验介绍如下。

1 泄泻与痢疾诊疗各异

毕老认为泄泻和痢疾无论是症状还是治疗原则、立法处方都存在区别,治疗泄泻可以利小便,而治疗痢疾最忌利小便;泄泻治疗以健脾化湿为主,而痢疾治疗以调气行血为主。《医学正传·痢》指出:"夫古方以泻痢滚同论治,朱紫混淆,殊不知泻属脾而痢属肾也。"朱丹溪言:"先水泻而后脓血者,此脾传肾,贼邪难愈。先脓血而后水泻者,此肾传脾,微邪易愈。"说明了泄泻和痢疾之间的传变关系、预后,泄泻传为痢疾多难愈,痢疾转为泄泻则为易愈。

2 健脾祛湿法

祛湿法为治疗慢性泄泻的常用方法。《内经》云"湿胜则濡泄",此为泻病之总论。陈修园在《时方妙用》中指出"泄泻之症有五,而总不离于湿"。因脾主运化,喜燥而恶湿。湿邪最易困阻脾阳,使脾失健运而发生泄泻,故陈修园在《医学实在易》中概括为"泄泻病因湿胜来"。李中梓以"泻皆成于土湿,湿皆本于脾虚"。根据湿为泄泻之根本原因,故将"渗利"之法列为治泄第一项。毕老强调若脾胃强者,自能胜湿,无湿则不作泄也。本型临床以泄泻迁延日久,且泄泻、水肿和小便不利共见为特点。毕老常用参苓白术散以健脾益肺,利水渗湿。

3 升阳健脾法

临床上,慢性结肠炎等一类疾病亦属中医"泄泻"范畴,主要表现为间断性腹部隐痛、腹胀、腹痛;遇冷、进油腻食物,或遇情绪波动,或劳累后大便次数增加,日行几次或数十余次,肛门下坠,大便不爽。本病急性发作时,可见高热、腹部绞痛、恶心呕吐、大便急迫如水或呈黏冻血便。毕老认为本病病位在脾胃与大肠,脾胃湿盛是其发病的重要原因。久泻者脾必虚,脾气虚弱,运化水湿的功能失常,肠胃正常的水液成为湿浊,湿从下泄而出现诸症。在治疗上多选用升阳益胃汤加减。方以党参、白术、黄芪、甘草之甘温补益脾气;伍以防风、羌活、独活等升散之品，举清阳之气，而搜百节之湿，如此则温补无呆滞之虞，升散而无耗气之弊。陈皮、木香行气降浊，浊阴降则清阳自升，酌加白扁豆、莲子肉补脾止泻。

4 温肾助阳法

泄泻日久，肾阳虚衰，不能温养脾胃，运化失常而泄，临床主要表现为泄泻日久，形寒肢冷，腹部冷痛，缠绵不断，喜温怕凉，大便稀溏，五更泄泻，日行数次，舌淡，苔白，脉细无力。治宜温肾助阳，方用四神丸合参苓白术散加减。常用药物：党参、白术、怀山药、白扁豆、莲子肉、补骨脂、肉豆蔻、吴茱萸等。

5 病案举例

汪某，35岁，职员。腹痛、腹泻6个月。患者6个月前出现腹痛，腹泻，大便夹血，外裹黏液。做乙状结肠镜检查，见肠壁充血、水肿，诊断为慢性结肠炎。多方服药无效，来院就诊。查大便常规：白细胞0～2，红细胞++。时症见大便每日1～3次，左腹疼痛，腹中鸣，腹痛即泄，伴长期以来神疲乏力，多梦，纳呆。诊其舌质淡，边有齿痕，苔腻，脉细。证属脾失健运，清阳不升。治宜实脾助运，升阳止泻。处方：黄芪30g，党参30g，焦白术15g，陈皮15g，法半夏15g，茯苓20g，白芍20g，天台乌药20g，延胡索20g，防风15g，羌活15g，独活20g，甘草6g。5剂，水煎3次，和匀，分3次服，日服1剂。忌生冷、油腻、辛辣刺激之品。6天后复诊诉症状明显减轻，续服6剂。10天后来诊，诉治疗以来，食欲渐增，睡眠进步，体力也逐渐恢复，以往时有因病请假，现已能坚持全天工作。左下腹偶有轻微疼痛，大便每日2次，基本成形。再守原意，前方续服6剂。

按 脾气虚弱，升举无力，阳气下陷，故见泄泻，迁延难愈；脾虚运化无力，故见纳呆，肠鸣；舌质淡，苔润，脉细为脾虚之象。此方重用甘温的黄芪为君，入脾经，健脾益气，升阳举陷。六君子汤助黄芪以健脾益气，焦白术加强健脾止泻力量。羌活、独活、防风风药之辈以升脾阳；白芍缓急止痛，天台乌药、延胡索理气止痛。诸药合用，共奏实脾助运，升阳止泻之功。

论治慢性前列腺炎经验

慢性前列腺炎属现代医学病名，属中医"淋证""浊证""精病"等病证范畴，根据临床症状也可辨证属"肾虚腰痛""阳痿""早泄""癃闭"等病证范畴。

毕老认为慢性前列腺炎、外阴疾患的发生与生活习惯密不可分。房事不节、频繁手淫、久坐等习惯易使溢液败精阻于中道，湿热邪毒由下窍而入，浸淫下焦，蕴滞而化热生湿。加之饮食不节，过食甘肥，饮酒无常，湿浊内生，久而化热，湿热毒邪蕴结下焦后，日久不去，则瘀阻脉络，或感受寒湿之邪，致使厥阴之络受阻，气滞血凝，运行不畅。长此以往，脾胃气机郁滞，清气不升、浊气不降，中气陷于下可引起少腹、会阴坠胀，尿后滴白，甚至滑精。治疗以益气升阳，清利湿热为宜，毕老临床常用补中益气汤合金钱草汤治疗。

病例：

谢某，男，19岁。尿频、尿急、尿后滴白2个月，雨水后2天就诊。患者2个月前出现尿频、尿急、尿后滴白症状，遂至市内某三甲医院就诊，行前列腺液检查，提示白细胞数量增多，前列腺液培养提示多种细菌生长，服用多种抗生素治疗后，效果不明显。现症：面色萎黄，精神萎靡，声初高后弱。尿频、尿急、尿后滴白，无尿痛，夜间睡前尿频甚，既往长期手淫史。不伴腰痛、腹痛，伴会阴坠胀不适，早泄，头晕乏力，心烦，眠可，纳可，大便不成形。尿常规提示白细胞++。诊其舌淡，苔薄黄，脉滑。此证当舍脉求证，辨为中气下陷，湿热下注。治当补益中气，清热利湿。方拟补中益气汤合金钱草汤加减：党参20g，炒白术15g，黄芪30g，当归20g，升麻10g，柴胡10g，陈皮15g，金钱草30g，滑石30g，黄柏20g，瞿麦30g，萹蓄30g，淡竹叶20g，白花蛇舌草30g，甘草6g。6剂，水煎3次，和匀，分3次服，日服1剂。忌辛辣刺激之品。后患者多次复诊，尿频、尿急、尿后滴白症状逐渐缓解，尿常规一直正常，去淡竹叶、白花蛇舌草，加续断20g，杜仲20g，白土茯苓30g，芡实30g，莲须30g，连续服药2月余，后诸症缓解，复查前列腺液正常后未再来就诊。

按 本证正虚是本，湿热、瘀血、败精瘀浊内蕴是标，久病入络，精室脉络瘀阻，败精瘀浊与湿热之邪互结，贯穿整个病变过程，形成本虚标实，虚实夹杂的病理特点。治以补中益气汤合金钱草汤，升阳举陷，清热利湿，相得益彰。方中黄芪、党参、炒白术补气升提，健运中焦；柴胡、陈皮疏理气机，调理脾胃；当归和血养血；升麻调畅气机，升提中气；金钱草、滑石、瞿麦、萹蓄、黄柏清热利湿，分清泌浊；续断、杜仲、芡实、莲须寓补于泻，益肾固精。诸药合用，共收补中益气，分清泄浊之功。

毕老治疗慢性前列腺炎虽然主方以补中益气汤为主，但临证往往兼顾他证，知犯何证，随症加减。久病阻络，相火炽盛，浊精阻滞，气滞血瘀，但见前列腺肿大者，酌加桃仁、红花、三棱、莪术等。禀赋薄弱，大病久病，或房劳太过，耗损肾精，出现性功能减退、阳痿、早泄等症者，酌加右归丸、二至丸、五子衍宗丸等。

论治崩漏经验

崩漏是指以妇女不在行经期间，阴道突然大量下血，或淋漓下血不断为主要表现的月经病。其发病急骤，暴下如注，大量出血者为"崩"；病势缓，出血量少，淋漓不绝者为"漏"。毕老在临床上对本病有着独特的治疗方法，且每取桴鼓之效。

1 虚、热、瘀为主病机

毕老认为，崩漏的病机归纳起来不外虚、寒热、瘀三个方面。从虚而言，脏腑、气血、阴阳也；从寒热而言，有热扰冲任、冲任虚寒等；从瘀而言，尤以痰瘀互结为多。正如《临证指南医案·崩漏》中说："原其致病之由，有因冲任不能摄血者，有因肝不藏血者，有因脾不统血者，有因热在下焦、迫血妄行者，有因元气大虚，不能收敛其血者，又有瘀血内阻，新血不能归经而下者。"三者或单独成因，或夹杂成因，或互为因果，导致冲任损伤，不能制约经血，使子宫藏泻失常。临床根据其出血时间、血量、血色、血质、兼证和舌脉来审证求因。经血非时暴下或淋漓不净、色淡、质稀者，属虚。经血非时暴下，量多势急，继而淋漓不止，血色鲜红或深红者，多属热，也当参合全身情况来分虚热、实热；经来无期，或时下时止，或崩中与漏下交替出现，或漏下不止，或时崩时闭，经色紫暗有块，小腹疼痛，舌紫暗或有瘀点瘀斑，脉弦涩者，属瘀，临证也需辨别夹痰之候。一般而言，本病虚证多而实证少，因热者多而寒者少，即使是热证也多为虚热。

2 治以补益气血为主

治以补益气血为主，清热（驱寒）化瘀为次，收敛固涩为辅。

《叶氏女科证治秘方》以"崩漏虚实证治"为篇题，指出："崩乃经脉错乱，实系冲任伤损，不能约束经血而然，治宜大补气血，当用举元益血丹峻补本源，少加清热之药，以治其标，补阴泻阳，而崩自止"。《女科经纶·崩带门》曰："血崩本为血病，而有阳气之虚者，血脱气亦脱也。阴阳相维，互为其根。阴血大下，阳不能维固，当以无形之气，生有形之血也。"

毕老指出气虚不能摄血是崩漏的重要病机，而血虚乃是出血导致的结果，补气主要针对病机，补血更重要的是针对已经或可能发生的血虚状态。针对"虚、寒热、瘀"的主要病机，治疗上形成以补气为主兼顾补血；清热（驱寒）为主兼顾养阴；活血化瘀为主，收敛固涩为辅的治疗方法。临床上喜用补中益气汤、归脾汤加减，正体现了毕老以补气为主治疗崩漏的学术思想。

3 "塞流、澄源、复旧"是治则

《丹溪心法附余·崩漏》中提出"治崩次第，初用止血，以塞其流；中用清热凉血，以澄其源；末用补血，以还其旧"的治疗新思路。方氏根据疾病过程的不同阶段，采取不同的治疗方法，有重要的理论意义和临床价值。后世医家多遵循并完善了方氏治崩之论，成为治疗崩漏的"塞流""澄源""复旧"三法。

塞流：即是止血，急则治其标。用于暴崩之际，止血防脱。毕老常采用血余炭、炒地榆等摄血止崩。

澄源：即正本清源，亦是求因治本，是治疗崩漏的重要阶段。血止"塞流"之后，还要"澄源"巩固，促使患者早日康复，防止崩漏再发。治疗上毕老着重调理中焦脾胃，善用归脾汤或补中益气汤巩固止血效果。《血证论·崩带》对补脾作了详细的论述："崩漏者……古名崩中，谓血乃中州脾土所统摄，脾不摄血，是以崩溃，名曰崩中。示人治崩，必治中州也。月经名曰信水，以五行唯土主信，土旺则月水有信，土虚则失信而漏下，甚则崩中矣。治法总以治脾为主……凡是崩中，此为正治。"

复旧：即固本善后，是巩固崩漏治疗的重要阶段，用于止血后恢复健康，调整月经周期，或促排卵。毕老善以养血、补肾之品为基础调理月经，月经先期量多者，血海有热也，方用四物汤加续断、杜仲、黄芩、黄连之类；月经后期量少者，血海有寒也，方用四物汤加炒艾叶之类；月经先后不定期者，气血虚而经乱也，方用四物汤加人参、白术、黄芪之类。

病例：

王某，女，32岁。2015年2月5日初诊。无明显诱因出现月经过多，淋漓不净3个月。自述月经量多，色红，白带多，小腹冷痛，腰胀痛等不适，查见舌红，苔少，脉滑。此属气虚不固，寒凝胞宫，气血亏虚。方以补中益气汤加减：人参20g，白术15g，黄芪30g，当归20g，升麻15g，柴胡15g，陈皮15g，黄柏20g，鸡冠花30g，败酱草20g，香附30g，炒艾叶15g，血余炭20g，三七粉12g（冲），阿胶10g（烊化），续断20g，杜仲20g，寄生20g，甘草6g。3剂，每日1剂，水煎400ml分3次服。患者服2剂后经血已止。二诊：患者诉腰膝酸困不适，遂予前方加川牛膝20g，3剂，每日1剂，水煎400ml分3次服。3剂后诸症皆消。

按 治疗妇人崩漏之法，总结起来就是"治崩三法"，即"塞流、澄源、复旧"三大法门。塞流即急则治标之止血法；澄源即求因治本；复旧即调理善后。此案三法皆具，炒艾叶、血余炭、三七粉止血治标；求因治本，气虚不固为其本源，首当补中益气，兼有湿热，佐以黄柏、鸡冠花、败酱草；兼顾补虚调理复旧，辅以阿胶、续断、杜仲、寄生。

论治闭经经验

女子年逾 18 岁月经尚未初潮，或已建立月经周期而又中断达 6 个月以上者称闭经。前者称"原发性闭经"，后者称"继发性闭经"。在中医文献中又称"不月""月事不来""月水不通""经水不通""经闭"等。现代医学对闭经尚无特效治疗，西医激素治疗毒副作用较大，且易复发；中医治疗方法众多，副作用小，疗效显著，尤其是治疗功能性闭经，优势明显。毕老辨证治疗本病疗效满意，现将其经验总结如下。

1 首分虚实

毕老认为闭经有虚实之分。虚有气虚、血虚、心气不足、脾虚、肾虚之分。实有气滞（郁）、血瘀、寒积、痰滞之分。临床每见虚多实少，即使虚实夹杂也以虚中求实为好。虚证当以养血益阴为主，实证以活血化瘀通经为主。

2 处理好气与血、补与通间关系

毕老在论治虚证闭经时重视调理气血，而脾胃为气血生化之源，正如《景岳全书·妇人规》云："血气之化，由于水谷，水谷盛则血气亦盛，水谷衰则血气亦衰。而水谷之海，又在阳明。"故虚证闭经主以补脾胃为主。临床每见妇人女子，不得隐曲，心念不遂，脾气抑郁，终致血虚生热之症，方选归脾汤，临床每收桴鼓之效。

历代医家重视气血病机，强调"妇人以血为本"，如《妇人大全良方》中所言："大率治病，先论其所主，男子调其气，女子调其血。气血，人之神也，不可不谨调护。然妇人以血为基本，气血宣行，其神自清。"《圣济总录》认为"妇人纯阴，以血为本，以气为用""盖妇人假血为本，以气为用，血气稽流，则涩而不行"。因此毕老在治疗中强调"血滞宜通，血枯宜补"的原则，血瘀者重用活血化瘀之品，血虚者重用养血类药物，同时气滞辅以行气类药物，气虚辅以益气类药物。

3 重视"情志为病，疏理气机"

在近两千年的祖国医学发展过程中，我们早在秦代即认识到思欲不得而致的女子不月，唐宋时期更加意识到女子忧愁、思虑、惊恐、易怒等所致的闭经，并提出了有效的治疗方法，且疏肝理气、调畅气机的方药用于治疗此种因素所致的闭经，疗效显著。近现代学者裘笑梅老师认为情志不遂导致脏腑功能紊乱，是引起闭经的重要原因之一，蔡小荪亦把情志性闭经作为一个证型论治。毕老在治疗闭经的方剂中常规使用香附、柴胡、白芍等疏肝、柔肝之品，每获良效。

4 通经之用妙在变通

经闭者，月水不通，必以通为治。然而通经之法，绝非破气、破血之属所能囊括。气血虚弱者，养正为通，选方如归脾汤；寒湿凝滞者，温化为通，选方如当归活血汤或《伤寒论》大温经汤；气滞血瘀者，行气活血为通，方选温经汤合桃红四物汤基础上酌加三棱、莪术、水蛭逐瘀消癥；阴虚血燥者，养阴滋血亦为通，选方如张景岳左归丸。

毕老善于针对具体致病因素辨证施治，使气血冲和升降得宜，通则寓于其中，且重视肾阳的作用，在其方中酌加二仙汤，补肾助阳，改善内分泌。

论治瘙痒症经验

皮肤瘙痒是一个症状，临床仅以皮肤瘙痒而不见原发性的皮肤疾病来就诊的患者不见少数，这种情况往往只有全身皮肤瘙痒，而无原发性皮损，但可出现抓痕、表皮剥脱、血痂和皮肤肥厚等继发性损害。中医称为"风瘙痒"（《诸病源候论》）、"痒风"（《外科证治全书》）。

中医文献中关于痒的论述很多，《内经》中即有"诸痛痒疮，皆属于心""诸痛为实，诸痒为虚"的记载。《诸病源候论》认为瘙痒多与风邪相关，"风瘙痒者，是体虚受风，风入腠理，与血气相搏，而俱往来，于皮肤之间。邪气数，不能冲击为痛，故但瘙痒也"。《外科证治全书》指出："痒风，遍身瘙痒，并无疮疥，搔之不止。"

本病有的开始发病即为全身性，或开始为局限性，逐渐扩展至全身，瘙痒常为游走性而无固定部位，多为阵发性，夜间更重。中医病因多责之于风邪，其次与湿、热、血虚亦有关，毕老在临证中将皮肤瘙痒分为2个证型辨证论治，收效甚佳，其治疗瘙痒症的经验总结如下：

1 脾虚湿热内蕴型

此型主要见于脾胃虚弱、痰湿内蕴之人。多数先有局部灼热瘙痒，而后泛发全身作痒。其多数由于情志内伤，五志化火或因饮食过于辛辣温热，进而湿热俱盛，蕴积肝胆经络，再走窜肌肤而灼痒；也有少数因为气血失调，冲任失固所发。治以健脾益气，泻火除湿，活血祛风止痒。方用加味益气解毒汤（黄芪、黄柏、黄连、金银花、寄生、苍术、厚朴、藿香、土茯苓、生地黄、丹皮、赤芍、白鲜皮、蜈蚣、千里光、地肤子、白蒺藜、苦参、甘草）。方中黄芪、苍术益脾胃之元气；黄连、黄柏清利下焦之湿热，黄连兼清心经火热；金银花清血分热毒；土茯苓分利下焦湿毒；厚朴、藿香运脾，善治中下焦水湿肿毒；生地黄、赤芍、丹皮凉血活血，以通调荣血。黄连、黄柏虽苦寒，适量用之又能健脾醒胃，厚朴、藿香伍黄芪则脾胃健运而不滞；黄芪托疮利尿，助土茯苓以利湿，助黄连、黄柏、金银花以解毒。佐以蜈蚣搜风通络止痒，白鲜皮、苦参、千里光、地肤子利湿止痒，白蒺藜平肝解郁，祛风止痒。此方扶正兼祛邪，益气利湿解毒为其治法精要。

2 风热血热化燥型

此型多见于素体营血偏盛之人。有的尚有旧疾，如甲亢、胆囊炎、胆石症。表现为平时阵发瘙痒，秋冬加剧，遇风加重，时轻时重，皮肤灼热，烦躁不安，抓痕色红，舌红，苔黄，脉数。辨证：血热内蕴，心经火盛，血热生风，风动而痒；热邪久郁，耗血伤津，皮肤失濡，秋冬燥邪外侵，内外合邪，瘙痒更甚。治以清热养阴，凉血疏风。方用二花汤加减（金银花、菊花、僵蚕、蝉蜕、千里光、黄芩、地肤子、地骨皮、白鲜皮、白土茯苓、苦参、丹皮、赤芍、苍术、薏苡仁)。方中以金银花、菊花疏散风热，僵蚕、蝉蜕疏风的同时，畅达气机，丹皮、赤芍、地骨皮养血凉血，滋阴和营，白鲜皮、苦参、千里光、地肤子利湿止痒，祛风止痒。苍术、薏苡仁、白土茯苓利水除湿，防止湿气浸淫。此方疏风、和营、凉血兼顾。

3　其他辨治要点

血热炽盛：在加味益气解毒汤的基础上，酌加水牛角粉，以加强凉血之用。

风热偏盛：在二花汤的基础上，酌减利湿之品，兼用疏散风热之银翘散。

风偏盛：益气解毒汤加用风药"防风、羌活、独活"等。《外科证治全书》指出"肝家血虚，燥热生风，不可忘投风药。"此可用风药，是以生地黄、赤芍、丹皮凉血活血，可以通调荣血，佐制风药的燥性。

论治慢性胃炎经验

慢性胃炎是指胃黏膜的反复慢性炎症性病变，属中医学"胃脘痛""痞满""嘈杂""腹胀"等范畴，其病因有情志失调、饮食不节、脾胃素虚、外邪内侵等多个方面。胃主受纳，为"水谷之海"，腐熟水谷，为后天之本；胃和脾相互配合，共同完成对饮食物的消化吸收。胃以降为顺，以通为用，属六腑之一，生理上以和降为顺，病理上以气机壅滞为主。胃居中焦，与脾互为表里，脾主化，胃主纳；脾主升清，胃主降浊；脾为阴土，喜燥恶湿，胃为阳土，喜润恶燥；二者一纳一化，一升一降共同承担生化气血的功效。唯有脾升胃降保持平衡，方能不招致邪气而保持正常的运化功能。

胃为五脏六腑之大源，腐熟水谷，若受寒邪侵犯，气机受阻，胃气不降，则胃脘疼痛；若饮食不节，胃的受纳过量，食谷郁滞，影响胃气机的升降，也可使胃脘作痛，甚则胃气上逆，出现呕吐；胃失和降，亦影响至脾之升清与运化的功能，而出现胃胀、腹泻等症状。反之，脾的运化失调，气机升降失常，无以运化，会出现"胃强脾弱"的症状，食欲较强，而食后胃脘作胀；若脾虚为湿所困，清阳之气不能上升，可影响胃之受纳与和降，而出现脘腹胀满、食少嗳气、恶心呕吐等症状。

脾胃乃主水谷之运化，其气机的变化离不开肝的疏泄功能。肝气得疏，则五脏六腑气机调匀，肝失疏泄，气郁而滞。肝属木，脾胃属土，为木土乘克关系。情绪的变化，导致气郁伤肝，肝气横逆犯胃，势必克脾伤胃，出现嗳腐吞酸、胃脘胀痛等症。气郁日久，化热伤阴，损伤脉络，而瘀血内结，更加阻碍脾胃气机的升降，出现胃胀、恶心、呕吐等症。所以肝气疏泄，脾土之气才能升降畅达，健运不息。此外，肺气的肃降也有助于胃腑的通降，"大肠所以能传导者，以其为肺之腑，腑气下达，故能传导"。

毕老认为慢性胃炎病因众多，病位在胃，与脾、肝二脏关系最为密切，病机离不开三者气机的升降失常。实证乃胃气机不畅所致；虚证为胃失所养，经气不利所致。气机升降是维持人体正常生理活动动态平衡的依赖，一旦气机升降失常，正如《素问·阴阳应象大论》提到的"清气在下，则生飧泄；浊气在上，则生䐜胀"，就会有胃脘痞胀、大便溏薄等症状。所以调畅气机非常重要。肝气升则能疏通气机，肺气降则能通调水道；脾气升能散布精气，上归于肺；心火降能下济肾水，肾水升能上济心火；脾气主升，胃气主降，共同完成运化水谷的工作。"六腑以通为用"，以降为主。五脏六腑有升有降，达到升清降浊的目的，维持正常的生理功能。故对于慢性胃炎等疾病的治疗更注重调畅气机，尤其是调畅肝、脾、胃的气机最为重要。

毕老多年的临证经验，慢性胃炎容易反复，病情复杂，虚实兼见，寒热错杂，治疗注重益气健脾，理气和胃通降。益气健脾即为升脾之清阳，理气和胃即为降胃之浊阴。其遣方多用四君子汤、六君子汤、异功散、香砂六君子汤、升阳益胃汤等。临床多用参（人参、党参、太子参中选用）、白术、黄芪补益中气，健运脾胃，配以砂仁、川木香、佛手理气畅中之品，使健运脾胃而不滋腻，升降有序，理气而不伤气；柴胡、香附、佛手入肝经，能疏肝畅中。慢性胃炎患者多有腹胀、饮食不消化，可加入脾、胃经的陈皮、苏叶等；入肝、胆经的香附、青皮、郁金等；入大肠、小肠经的枳实、枳壳、大腹皮、厚朴等。如有食积，注重消导，加入山楂、神曲、麦芽、谷芽、鸡内金等对症治疗。因为患者多兼有腰背不舒之症，可酌加防风、羌活、独活。兼有胃热，则酌加黄连。

总之，在治疗慢性胃炎时注重条畅脏腑气机，引脾清阳之气，降胃浊阴之气，疏肝横逆之气，收效确切。

论治汗证经验

古代文献记载，汗证有自汗、盗汗、手足汗、心胸汗、半身汗、战汗等，名目繁多，然皆不出自汗、盗汗的范畴，临床多从虚证论治，《素问·阴阳别论》曰："阳加于阴谓之汗。"可见汗之疏泄由卫气主司，而卫气乃阳气之一部分。故阳虚不能摄津则自汗、盗汗，阳盛疏泄太过，则汗出溱溱。林珮琴《类证治裁·汗症论治》中言："汗为心液，肾主五液，故汗出皆由心肾虚致之。有自汗，有盗汗，自汗属阳虚，盗汗属阴虚。自汗者，不因劳动，不因发散，濈然自出，由阳虚不能卫外而固密也。盗汗者，寐中窃出，醒后倏收，由阴虚不能内营而敛藏也。"我们有幸跟随毕老临诊处方，受益匪浅。现将其治疗汗证的经验介绍如下。

从汗证的临床辨证分析来看，毕老认为应注意汗出的时间和性质，若醒时多汗多属阳虚、表虚；寐时汗出，醒则汗止，多为阴虚；如寤寐皆汗多属阴阳两虚。汗出的性质有微汗、大汗、热汗、冷汗、战汗等不同。一般微汗出者，多属表虚不固；大汗出而热不退者，多属阳明经热；热汗者，多属阳气亢盛；热汗兼有汗臭气者，多属湿热郁蒸；冷汗者，多因阳气衰微，阴液外泄；战汗者，常先见恶寒战栗，继则汗出，为正邪抗争之象；头部汗出者，多为表虚；头部汗出而兼手足汗出者，多属脾胃湿热郁蒸或肾阴亏虚。

阳虚自汗证：汗出恶风，体倦乏力，面色少华，易于感冒，昼为自汗，夜为盗汗，舌质稍淡，苔薄白，脉细数。治法：益气固表止汗。方选补中益气汤或升阳益胃汤合玉屏风散加浮小麦、煅龙骨、煅牡蛎。

阴虚盗汗证：自汗、盗汗，而以盗汗为主，汗出较多，遍体湿润，形寒肢冷，精神萎顿，舌质淡红，苔薄净或光剥，脉细弱。毕老认为，阴虚的源头仍然是气虚作祟，治疗上应该益气养阴，方用清骨散加益气之品：党参、白术、黄芪、熟地黄、麦冬、五味子、秦艽、鳖甲、地骨皮、青蒿、知母等。如夜晚汗出较甚，伴见自汗明显且舌红无苔，阴虚严重者，合当归六黄汤加减：当归、熟地黄、生地黄、黄连、黄芩、黄柏、黄芪。

局部汗证：头汗，毕老认为阳明有热，主方以升阳益胃汤合栀子豉汤。如见手足心汗出，则以知柏地黄丸主方，适当加入牛膝、秦艽、地骨皮等。

临床上惯称"阳虚多自汗，阴虚多盗汗"，毕老认为其言有失偏颇，实际上，阳虚既可自汗，也可盗汗，阴虚也常自汗、盗汗皆有。

论治心悸经验

心悸乃心动悸不宁，惊慌不安，不能自主的一种内科常见病证，包括惊悸和怔忡。惊悸因惊恐、恼怒所诱发，病轻浅，时作时止，不发如常人，而怔忡则不因惊扰而自觉心悸不安，终日悸动不止，稍劳尤甚，病情较重。心悸可单独出现，也可伴见于多种疾病的发生发展过程中，如胸痹、眩晕、失眠、喘证、水肿等病。毕老在吸取前人经验的基础上，抓住气血的中心环节，以益气养阴为主，辨证加减治疗心悸，临证效果较佳。

1 滋养心脾法

滋养心脾法适用于心脾两虚，心血不足型心悸。症见：心悸而有空虚感，失眠多梦，面色不华，倦怠乏力，唇甲色淡，舌淡，脉细数。心中悸而烦是本病的特点，然悸与烦证，又有虚实之分，本证既非水气凌心之心悸，亦非热扰胸膈之烦，更不是少阳胆火炽盛之烦悸证，此乃里虚邪扰，气血不足，心无所主则悸，神志不宁则烦。正如成无己在《注解伤寒论》中所说："伤寒二三日，邪气在表，未当传里之时，心中悸而烦，是非邪气搏所致。心悸者，气虚也；烦者，血虚也。"因心主血，脾生血，脾气虚损，化源不足，心失所养则心悸而发。因此抓病机，根据病机用药，心脾同治，毕老喜用归脾汤合生脉饮。药用党参、白术、黄芪、当归、酸枣仁、五味子、炙远志、青龙齿、麦冬、茯苓、甘草。全方健脾益气养阴，使化源充足，心有所主，心神得养而心悸自除。

2 温化水饮法

温化水饮法适用于素体阳虚或汗吐下误伤心阳，致心阳不振，心失温养，或阳虚水失蒸化，上凌于心均可致心悸。症见：心悸而有空虚感，每因劳累或受凉后加重，伴眩晕，胸脘满闷，恶心泛涎，四末不温，小便不利，下肢水肿，舌体胖淡，苔水滑。《伤寒论》67条云："伤寒若吐若下后，心下逆满，气上冲胸，起则头眩，脉沉紧，发汗则动经，身为振振摇者，茯苓桂枝白术甘草汤主之。"65条云："发汗后，其人脐下悸者，欲作奔豚，茯苓桂枝甘草大枣汤主之。"本证乃汗出过多等原因，以至于损伤胸中阳气，阳虚则不能制水，寒水之邪得以上乘，水气凌心则发心悸。毕老强调抓主症，根据病机用药。主症为心下悸，其病机为心阳虚，因此用升阳益胃汤合苓桂术甘汤温阳利水，另加甘麦大枣汤养心安神除烦，诸药合用心悸自除而诸症自愈。

3 滋阴益气法

滋阴益气法适用于气阴两虚之心悸，凡热病后期，气阴两伤，或久病体虚，气阴亏虚，均可使心失所养而发为心悸。症见：心悸而烦，有空虚感，每因劳累后加重，倦怠乏力，气短懒言，口干咽干，胸闷，腰膝酸软，舌红少苔，脉细弱。毕老常以炙甘草汤随症加减治疗。《伤寒论》曰："伤寒脉结代，心动悸，炙甘草汤主之。"心动悸，脉结代是本证的特征。心血不足，心阳不振是本证的病机。心主血脉，赖阴阳气血来濡养。若心之阴阳气血俱虚，而心失所养，则心悸动不安，若气血虚衰，运行无力，脉道不充，则脉结代。根据抓主证结合病机用药的规律，用炙甘草汤滋养气血而复脉，气血阴阳同治，方中辛温助阳与甘寒养阴之品相配，阳生阴长，阴阳并补，滋阴养血，通阳复脉，而使气血充足，阴阳调和，其脉得复，而心悸自安。

4　活血通阳法

活血通阳法适用于气血阻滞心脉，心阳不畅之心悸。症见：临床常呈现心动悸，脉结代，心绞痛，疲倦乏力，胸闷气短或烦躁汗出等证候，乃本虚标实之病。本虚则心气不足，心阳虚损，心脉失养，心志不宁；标实则气滞血瘀，痰饮阻滞，故治疗宜标本兼顾，以治本为要。毕老常选用升阳益胃汤或归脾汤合当归川芎散汤治之。毕老喜用青龙齿，镇静安魂以安心神，立意有"补心强志"之功。酌加桂枝、甘草辛甘化阳以补心之阳；麦冬养心阴；再加丹参以活血化瘀，延胡索、瓜蒌、薤白理气止痛。诸药合用标本同治，临床上常常收到奇效。

论治不寐经验

不寐，亦称失眠或不得眠、不得卧、目不瞑等，是指经常不能获得正常睡眠为特征的病证，轻者入睡困难，时寐时醒，或寐而不实，易醒梦多，重者彻夜不寐。有些患者需长期依赖镇静药物，给患者带来极大痛苦，在跟师过程中注意到毕老治疗不寐疗效显著。现将其治疗不寐的经验介绍如下。

毕老认为形成不寐的原因很多，病机亦较复杂，但总是与心脾肝肾及阴血不足有关，其病理变化，总属阳盛阴衰，阴阳失交。所以，不寐之证，以虚为多。大抵虚证多由于阴血不足，重在心、脾、肝、肾，治宜补养气血，壮水制火；实证多因食滞、痰浊（热），重在调理脏腑，治当消导和胃，清化痰浊（热）。因其病理变化之中，总有阴虚而致阳不入阴。故治疗上常用滋补肝肾而养心安神之药。临床分型论治如下。

阴血不足，阴虚内热型：本型患者以精神恍惚不定，睡眠、饮食和行动失常，口苦，小便赤，脉微数为特征。治疗上以养血安神、滋阴清热为大法，选用百合知母汤加龙骨、牡蛎为基本组合。结合脏腑辨证进行治疗，着重脏腑的调治，采用补养气血、壮水制火等法随症加减用药治疗。百合知母汤为《金匮要略》中百合病的正治方。百合病在病证上的特点是阴虚血不足，心神失养。百脉俱朝于肺。百脉俱病，病形错杂，不能悉治，只于肺治之。肺主气，气之为病，非实而不顺，即虚而不足。故其治疗以养阴清热为大法，方中百合气味甘寒，入心、肺二经，有清心安神、保肺益气之功，用之清肺热，且百合能治邪气之实，而补正气之虚；知母入肺经，益其水源，下通膀胱，使天水之气合，而所伤之阴转，则其邪从小便出矣。二药合用，可清血脉中郁热而安定。若偏于阴虚火旺型则多表现为心悸不安，虚烦少眠，同时兼有耳鸣，健忘，五心烦热，盗汗，舌红，少苔，脉细数。治法：滋阴降火，清心安神，方药可选天王补心丹加减。

肝血不足，虚火上扰型：仲景在《金匮要略·血痹虚劳病脉证并治》提出"虚劳虚烦不得眠，酸枣仁汤主之"。此类虚烦失眠的病因是肝血不足，阴虚内热而起，病位在肝。肝藏血，血舍魂，若肝血不足，魂不守舍，心神失养则血不足以安魂定志，故夜寐多梦。临床表现以入睡困难最为突出，且睡眠多梦，或有噩梦纷纭，记忆力减退，注意力不易集中，心烦易急，口干欲饮，舌尖红，苔薄白，脉细数。妇女常见月经量少、色淡，甚则经闭。治宜滋补肝血，除烦安神，方用酸枣仁汤，以补肝养血为主。

热扰胸膈，心神不宁型：本型患者多年纪较轻，平素情绪不稳定，多因受凉或大病之后出现失眠，表现为胸中烦闷，毕老常在补养心血的基础上加栀子豉汤治之。

脾胃不和，扰动心神型：胃主受纳，为水谷之海，若因饮食不节，胃肠受伤，宿食停滞，酿成痰热，壅遏于中，痰热上扰，胃气不和，不得眠，即"胃不和则卧不安也"。临证表现常见入睡困难，心烦胸闷，忧思抑郁，头胀或体胖痰盛，舌苔厚腻，脉沉滑。中医辨证多系胆胃不和，痰热内生，扰及心神而致不寐。毕老常在补养心血的基础上，加化痰、清胆和胃、除烦安神之品，如薏苡仁、半夏等。

心脾两虚，神失所养型：本型患者多禀赋虚弱，加之长年劳累，或大病久病之后气虚血亏，神明失养，阴阳失调，夜不寐，且机体各功能活动均处于衰减状态。临床表现为睡眠不实，易醒，醒后难以入睡，或早醒而不寐，重则彻夜不寐，多伴有神疲乏力，气短少言，面色㿠白，或大便溏稀，舌淡红，苔薄白，脉细弱无力。治宜补益心脾、养血安神。方药选用归脾汤加减。

论治口苦经验

毕老临证治疗脾胃病证，重视口苦一症，且往往用药寒热温凉，信手拈来，特别重视用温补之药，总结如下。

口苦一症，在《素问·奇病论》中有专门论述。如"口苦者，病名为何?病名曰胆瘅……此人者，数谋虑不决，故胆虚气上溢而口为之苦"。这些记载不仅首次提出以口苦为主症，命名为"胆瘅"，而且指出胆热、肝热是形成口苦的主要病因，胆汁上溢是口苦形成的主要病机，为口苦病证的诊治奠定了基础。

毕老认为实证口苦常见湿浊化毒、少阳湿热、心肝火旺型。具体临证分型如下。

1 湿浊化毒

主症：口苦，脘腹胀满，肢酸倦怠。

兼次症：发热，口微渴，咽喉肿痛，瘰疬，小便黄赤，大便黏滞。

舌象脉象：舌质红，或舌体肿大，或舌边疼痛，苔白厚腻，或黄腻，脉滑数。

分析：湿浊内阻，土壅木塞，肝胆失疏，气机郁滞，则见口苦、脘腹胀满、肢酸倦怠；湿浊化热，则见发热、口渴；流注下焦，则见小便黄赤、大便黏滞；湿浊久郁化毒则见咽喉肿痛、瘰疬等症。苔白厚腻，脉滑数，为湿浊化热之象。治以化湿浊，解热毒，方药选甘露消毒丹。

2 少阳湿热

主症：口苦，胸胁痞闷。

兼次症：寒热往来，口微渴，欲呕或呕。

舌象脉象：舌质红，苔薄黄而腻，脉弦数或滑数。

分析：少阳为表里之枢，主一身气机之疏调，湿热合邪易于阻遏气机。本型最为常见，特别是在暑湿盛行的夏季。湿热郁结少阳，枢机不利，胆汁疏泄失常，则见口苦、胸胁痞闷，甚则欲呕或呕；正邪交争，见寒热往来；热邪伤津，内有湿邪，则见口微渴。苔黄腻，脉滑数，为湿热内蒸之象。治以清泄少阳湿热，方选蒿芩清胆汤。

3 心肝火旺

主症：口苦，心烦失眠，急躁易怒。

兼次症：口渴喜饮，胸闷胁痛，目赤眦黄，头晕头痛，小便黄赤，大便秘结。

舌象脉象：舌质红，苔黄或黄燥，脉弦数或弦滑数。

分析：火味苦，而心为火脏，火扰神明，则心烦失眠。《素问·痿论》如："肝气热，则胆泄口苦筋膜干。"肝火内蒸，胆汁上泛而为口苦；肝胆失疏，情志失调，则见急躁易怒；肝脉不畅，则见胸闷胁痛。肝开窍于目，肝热则见目赤眦黄。肝胆实热，肝阳上亢，则见头晕头痛。热邪灼津，则口渴喜饮，小便黄赤，大便秘结。舌苔黄燥，脉弦滑数，皆为实热内盛之象。治以苦寒泻火。方药选龙胆泻肝汤加黄连。

毕老认为引起口苦的原因不尽属热。历代文献中早有相关记载，如宋代王怀隐《太平圣惠方·治胆虚冷诸方》云："夫胆合于肝……若虚则生寒，寒则恐畏，不能独卧，其气上溢，头眩口苦，常喜太息……是为胆虚寒之候也。"其后《圣济总录·胆门》又云："治胆虚生寒，气溢胸膈，头眩口苦，常喜太息，多呕宿水，天雄丸方。"倡议用温补肝肾的天雄散进行治疗，开创口苦从虚寒论治的先河。明代善用温补药的一代大师张景岳更明确提出口苦"未必悉由心火"，应力戒"寒凉"（《景岳全书·杂证谟·口舌证》）。

如临床常见证之脾虚肝郁证，时症见口苦，纳呆不饥，抑郁少欢。多兼次症：口淡不渴，少气乏力，饭后思睡，大便稀薄或秘结。舌质淡，苔薄或厚，脉细弦。毕老认为此口苦并非全是热证、实证。《脾胃论·肺之脾胃虚论》曰："脾胃之虚，怠惰嗜卧，四肢不收，时值秋燥令行，湿热少退，体重节痛，口苦舌干，食无味，大便不调，小便频数，不嗜食，食不消。兼见肺病，沥淅恶寒，惨惨不乐，面色恶而不和，乃阳气不伸故也。当升阳益胃，名之曰升阳益胃汤。"脾胃虚弱，无以御木，胆汁过溢，或中虚失运，糟粕由生，土壅木塞，肝胆失疏，胆汁上泛而口苦。治宜补脾疏肝。方药用升阳益胃汤或四君子汤合柴胡疏肝散。

综上，临床所见的口苦并非只见实证，虚证亦可见。我们临证辨证应注重分清虚实，对症治疗。

第三部分　方　药　运　用

用独活寄生汤经验

独活寄生汤出自《备急千金要方》，具有祛风湿、止痹痛、益肝肾、补气血的功效。主治：痹证日久，肝肾两亏，气血不足，腰膝疼痛，关节屈伸不利或麻木不仁，畏寒喜温，心悸气短，舌淡，苔白，脉细弱。其方组成：独活、寄生、杜仲、牛膝、细辛、秦艽、茯苓、肉桂心、防风、川芎、人参、甘草、当归、芍药、干地黄。《成方便读》曰："此亦肝肾虚而三气乘袭也。故以熟地，牛膝，杜仲，寄生补肝益肾，壮骨强筋，归，芍，川芎和营养血，所谓治风先活血，血行风自灭也；参，苓，甘草益气扶脾，又所谓祛邪先补正，正胜则邪自除也。然病因肝肾先虚，其邪必乘虚深入，故以独活、细辛之入肾经，能搜伏风，使之外出；桂心能入肝肾血分而祛寒，秦艽，防风为风药卒徒，周行肌表，且又风能胜湿耳。"

独活寄生汤所治之痹证，乃风、寒、湿三气痹着日久，肝肾不足，气血两虚所致。邪气留连，病久入深，或着于肌骨，荣卫凝涩不通，气血运行不畅，久而久之，肝肾失养，气血失荣，而成肝肾不足，气血两虚之证。故其病除痹着重痛之外，并见腰膝酸软，麻木不仁，甚则屈伸不利等。《素问·痹论》曰："痹在骨则重，在于脉则血凝而不流，在于筋则屈不伸，在于肉则不仁。"《素问·逆调论》曰："荣气虚则不仁，卫气虚则不用，荣卫俱虚，则不仁且不用。"正气既虚，邪气深伏，治当搜风祛湿，以止痹痛；益肝肾，补气血，扶正以祛邪。方中以独活为君，取其理伏风，善祛下焦与筋骨间之风、寒、湿邪。伍以细辛发散阴经风寒，搜剔筋骨风湿而止痛；防风祛风邪以胜湿；秦艽除风湿而舒筋；寄生、杜仲、牛膝祛风湿兼补肝肾；当归、川芎、地黄、芍药养血又兼活血；茯苓补气健脾；肉桂心温通血脉；甘草调和诸药。综合全方，祛邪扶正，标本兼顾，可使血气足而风湿除，肝肾强而痹痛愈。

1 药理作用

其药理作用如下：

（1）抗炎：①抑制组织炎症反应；②降低毛细血管通透性。

（2）镇痛。

（3）对免疫功能的影响：独活寄生汤有调节免疫作用。①增加免疫器官重量；②增强巨噬细胞吞噬功能；③抑制迟发性皮肤过敏反应。

（4）扩张血管、改善循环：①降低脑血管阻力，增加脑血流量；②改善微循环。

（5）其他：方中干地黄、甘草、秦艽、杜仲均可增强肾上腺皮质功能，产生皮质激素样作用，有助于治疗自身免疫性疾病。方中 13 味药物（除川芎、牛膝）在体外对多种致病性细菌及脊髓灰质炎病毒等分别有不同程度的抑制作用。毕老根据多年临床经验，将其运用到颈椎病、骨关节炎、骨质疏松、坐骨神经痛等疾病，均取得良好的疗效。

2 病案举例

病例一：

患者，女，48岁。因"手足骨节冷痛1年余"来院就诊。诉手足骨节冷痛，手指关节肿胀畸形，怕冷，双膝下蹲困难，口干，大便溏，舌淡，苔白，脉沉。外院辅助检查骨密度示重度骨质疏松。诊断为寒痹；重度骨质疏松、骨关节炎。选用独活寄生汤加减：白芍20g，独活20g，防风15g，狗脊20g，骨碎补20g，桂枝10g，红花15g，伸筋草30g，熟地黄20g，威灵仙20g，续断20g，淫羊藿20g，知母20g，鸡血藤20g，杜仲20g，甘草6g。3剂，每日1剂，水煎400ml分3次服。后期患者复诊，诉症状较前有好转，效不更方，故以上方加减续用。

病例二：

患者，男，62岁。因"背部冷痛2年余，加重3个月"来院就诊。诉食欲可，口不干，眼睛干。舌淡红，苔白厚腻，脉沉弦。查肝肾功能示尿酸437.0μmol/L。血常规、血沉、血脂、类风湿因子（RF）、抗链球菌溶血素"O"（ASO）、甲状腺功能未见异常。诊断：寒湿痹，高尿酸血症。选用独活寄生汤加减：杜仲20g，细辛5g，山药30g，羌活15g，当归20g，威灵仙20g，浮小麦30g，酸枣仁30g，山茱萸15g，菟丝子20g，肉桂10g，枸杞子20g，寄生20g，熟地黄20g，干姜10g，甘草6g。5剂，每日1剂，水煎400ml分3次服。后期患者复诊时，诉症状有好转，继续以上方5剂治疗。

病例三：

患者，女，69岁。因"全身多处关节疼痛半年"来院就诊。诉双膝疼痛，下蹲困难，手指骨骼疼痛，精神欠佳，肢软乏力，食欲可，咽干，眼睛干涩，睡眠欠佳，大小便正常。舌淡红，苔白厚腻，脉沉细。既往骨关节炎、骨量减少、腰椎间盘突出症、脂肪肝病史，体格检查：双膝肿胀压痛，骨擦音（+）。诊断：着痹；骨关节炎、骨量减少，腰椎间盘突出症，脂肪肝。选用独活寄生汤加减：当归20g，独活20g，杜仲20g，甘草6g，党参20g，肉桂10g，茯苓20g，黄芪30g，知母20g，三七粉15g，鸡血藤30g，白芍20g，寄生20g，木瓜30g，生地黄20g，羌活15g。5剂，每日1剂，水煎400ml分3次服。后期患者来诊时，诉全身关节疼痛有好转，继续治疗。

按 《素问·痹论》言"风寒湿三气杂至，合而为痹。"此三例患者皆为中老年人，气血渐弱、肝肾不足，风、寒、湿等邪气侵入机体，留于关节肌肉筋络，导致经脉气血闭阻不通，筋脉关节失于濡养，导致关节疼痛、屈伸不利等症状。病程较长，风寒湿邪痹着日久，气血运行不畅，则气血失荣、肝肾失养更甚。故选方用药应以祛风、散寒（湿）、止痛，兼以益肝肾、补气血兼顾。独活寄生汤方中独活祛风除湿，通痹止痛，为君药。配伍防风、秦艽、细辛、桂皮祛风胜湿，蠲痹止痛，温通经脉为臣药。佐以寄生、杜仲、怀牛膝祛风湿兼补肝肾；当归、川芎、熟地黄、白芍补血和血；人参、甘草补气健脾。全方既祛邪又扶正，标本兼顾。

用参苓白术散经验

参苓白术散出自《太平惠民和剂局方》，由人参、白术、茯苓、甘草、山药、白扁豆、莲子、桔梗、薏苡仁、砂仁组成。《医方集解》所载多陈皮一味。功用益气健脾，渗湿止泻。主治脾胃虚弱，食少，便溏，或泻，或吐，四肢乏力，形体消瘦，胸脘闷胀，面色萎黄，质淡红，苔白，脉细缓或虚缓。本方证由于脾气虚不能运湿，则湿自内生，出现大便稀溏或泄泻，舌苔白。胃气弱不能纳食，故食少，甚或不思食。更由于脾弱不能运化水谷精微，故形体消瘦，四肢乏力，面色萎黄，脉细、虚缓。胃气失降而上逆，故有呕吐或干哕。中焦气机不畅，故胸脘胀满。现代药理学研究证实，参苓白术散的作用：调节胃肠运动、改善代谢等。①调节胃肠运动：本方煎剂小剂量对肠管有兴奋作用，能解除肾上腺素对肠管的部分抑制；大剂量则抑制肠管收缩，并能拮抗氯化钡和毛果芸香碱引起的肠管收缩，增强肠管对水和氯离子的吸收。②改善代谢：此方治疗脾气虚之肠病（慢性胃炎、慢性结肠炎、胃或十二指肠溃疡），治疗前，患者尿中肌酐、尿酸、尿素氮均明显低于正常值，治疗后明显升高；并可提高患者的免疫功能和改善血液流变学指标。

毕老在临床诊治中，对一些由于脾气虚为本的慢性疾病患者，运用参苓白术散加减治疗，取得了满意的临床效果，现将毕老对参苓白术散的临床应用经验总结如下。

1　培土生金治疗慢性阻塞性肺疾病

慢性阻塞性肺疾病是呼吸系统的常见病及多发病，是一种慢性进行性气流受限的疾病，主要累及肺脏，也可引起全身的不良反应。慢性阻塞性肺疾病的临床表现主要为咳、痰、喘、气短等症状，属于中医学"肺胀""喘证"等范畴。脾肺两脏在生理上相互联系，在病理上相互影响，"脾为生痰之源，肺为贮痰之器"，脾为肺之母，肺为脾之子，遵"虚则补其母"的治则，运用参苓白术散培土生金之法，健脾胃以益肺气，土旺则金自生。

2　补气健脾、和胃渗湿、生津益肺治疗糖尿病性胃肠病

糖尿病性胃肠病是糖尿病并发症的顽症之一，主要症状为胃脘胀满、厌食嗳气、恶心呕吐、腹泻、大便失禁等，严重影响患者的生活质量。中医学无此病名，据"证"可归属"消渴""痞满""呕吐""泄泻"等范畴。其病机为消渴日久、津伤气耗致中气虚弱，脾胃升降功能失调，脾虚湿盛是发病的关键。故可以用补气健脾、和胃渗湿、生津益肺治之。

3 健脾益气辅助治疗恶性肿瘤放化疗后

恶性肿瘤患者在接受放化疗后，会出现不同程度的消化道损伤及全身毒副作用。中医学认为放射线属"火热毒邪"，化疗药也是一种热毒之药，致热毒过盛而耗损正气，伤阴耗气，损阴灼津，损伤脾胃运化功能，出现脾胃虚弱症状，如大便稀溏、腹胀腹痛、纳呆不食、恶心呕吐、肢倦无力、体重下降等。临床用参苓白术散加减可提高临床疗效及患者的生存质量。

《医方考》曰："脾胃虚弱，不思饮食者，此方主之。脾胃者，土也。土为万物之母，诸脏腑百骸受气于脾胃而后强；若脾胃一亏，则众体皆无以受气，日见羸弱矣。故治杂证者，宜以脾胃为主。然脾胃喜甘而恶苦，喜香而恶秽，喜燥而恶湿，喜利而恶滞。是方也，人参，扁豆，甘草，味之甘者也。白术，茯苓，山药，莲肉，薏苡仁，甘而微燥者也。砂仁辛香而燥，可以开胃醒脾。桔梗甘而微苦，甘则性缓，故为诸药之舟楫，苦则喜降，则能通天气于地道矣。"本方以四君平补脾胃之气为主，配以白扁豆、薏苡仁、山药之甘淡，莲子之甘涩，辅助白术，既可健脾，又能渗湿而止泻。加砂仁之辛温芳香醒脾，佐四君更能促中州运化，使上下气机贯通，吐泻可止。桔梗为手太阴肺经引经药，配入本方，如舟楫载药上行，达于上焦以益肺。本方证兼见肺气虚，久咳痰多者，亦颇相宜。此即培土生金法的运用。

毕老将参苓白术散广泛应用于临床，更让我们深刻体会到中医异病同治理论的博大精深。

用当归川芎散经验

当归川芎散为毕朝忠老中医自拟方，毕老临证使用当归川芎散范围非常广泛，适用于慢性支气管炎、咳嗽、喘息、咳痰、胸痹、胸痛、痞满作胀等证。

1 方解

当归川芎散原组方为 10 味药，其组成为当归、川芎、青皮、陈皮、杏仁、法半夏、五味子、茯苓、浙贝母、甘草。方中茯苓健脾利湿，助脾之升；法半夏和胃降逆，助胃之降；甘草益气补中、和中，助其升降，三味共调脾胃，助气血生化之源，以扶正抑邪，共为君药。当归性柔而润，补血调经，活血止痛，祛瘀消肿，润燥滑肠；川芎辛温香窜，行气活血，祛风止痛，两药配伍，一润一燥，养血行气，当归之润可制川芎之燥，川芎之燥可制当归之腻，使祛瘀而不伤气血，补血而不致气滞，互补为用，共为臣药。陈皮辛散升浮，偏于理脾肺之气，行气健胃，燥湿化痰，青皮苦辛沉降，偏于疏肝胆之气，又可消积化滞，青皮行气于左，陈皮理气于右，左升右降，升降调和，共奏疏肝和胃，理气止痛，调中利膈之功；浙贝母味甘性凉，甘可润燥，凉可清热，功善润肺化痰、清热止咳，杏仁苦辛微温，辛可散邪，苦能下气，温能宣滞，功善降气化痰、宣肺平喘，浙贝母之功重润，杏仁之功重降，两药合用，一润一散，润散合法，痰气并治，气利痰消；青皮、陈皮一升一降，浙贝母、杏仁一润一降，共为佐药。五味子在《神农本草经》中描述为："五行之精，其子有五味"，能"补五脏气，酸咸入肝而补肾，辛苦入心而补肺，甘入中宫益脾胃"。在方中，起调和五脏之功，可为使药。同时《内经》言："肺欲收，急食酸以收之，以酸补之，以辛泻之"，方中以五味子酸敛收涩之品，降失肃之肺气，使逆气得平，娇脏得复，同时以五味子之一酸制川芎、青皮、陈皮、杏仁之四辛，亦可为反佐之药。

2 毕老用药组方心悟

从疾病病因来说，外感六淫、七情内伤、饮食劳逸等因素为疾病的发生创造了条件，这些外在因素只有通过气血异常的内在病理变化才能导致疾病。外因是条件，内因是根本。内因是指人体的正气强弱，而正气的物质基础在于气血的充实与条达。而疾病发生的部位，不外表里出入、上升下降的变化；疾病的性质和发展，不外寒热进退的相互转化、正虚邪实的相互交错、气血阴阳的相互失调等。而从病理变化的总体来看，不外邪的消长与阴阳失调的变化。所以，用"气血不和"这一简单的病机就能概括机体病变和脏腑失调的集中病理反映。

落实到治疗上，首当调气和血。《内经》说"肝藏血，肺藏气"。而气的源头在于胃，血的本源在于脾。脾土之气向上左旋，生发之气的通道条畅，所以温暖之气生肝木之气；胃土之气向下右转，收敛之气的通道顺畅，所以清凉之气化生肺（辛）金之气。中午的时候阴气开始生，阴气重浊自然下降，阴气从右边降，则化生肺金之气。肺金之气就是因心火的清降而形成的，所以肺气清凉而性质收敛。子夜的时候阳气开始生，阳气清虚自然上升，阳气从左边升，则化生肝木之气。肝木是肾水温暖上升而成，所以肝血温暖而性质生发。肾水温升而能化生肝木之气，是脾土之气向上左旋所致，所以说脾脏是生血的本源。心火清降而能化生肺金之气，是胃土之气向下右转所致，所以说胃是化气的源头。毕老深谙李东垣脾胃思想，故而在治疗疾病的过程中始终重视脾胃的中焦枢纽功能。

　　毕老凭借多年的临床经验，总结出当归川芎散的组方。方中茯苓、法半夏、甘草合中，助脾升胃降；当归、川芎养血行气，调和气血；青皮升肝气，陈皮降肺气，杏仁宣散，浙贝母润燥，五味子收敛以制升散太过而兼养五脏。全方10味合用，共奏健脾疏肝、清降肺胃、调和上下之功，则胃降而善纳，脾升而善磨，肝升而血不郁，肺降而气不滞，心肾因之交泰，诸脏腑紊乱之气机，因而复其升降之常，病可向愈也。

　　毕老原方本为治疗慢性支气管炎咳嗽、喘息、咳痰而立，但所谓行千钧之舟，全凭一桨之木。当归川芎散具有健脾和胃、升清降浊之功用，生气血而调阴阳，以扶正为要而行祛邪之功。此方稍予配伍加减，与诸病证所加祛邪之味相合，抵达病所，是能愈诸病。随着临床日久，当归川芎散的应用范围逐渐扩大，可用于慢性阻塞性肺疾病动则气喘，肺气闭郁，胸满气憋，欲呼一息为快者；胸闷作胀者；胸痹胸痛者；乳癖作痛者；临床应用在乎气血，在乎升降。

用益气解毒汤经验

益气解毒汤为贵州名老中医石玉书家传秘方，石氏用其治湿热偏盛之妇科湿热带下病，其方由黄芪、黄柏、黄连、金银花、寄生、苍术、厚朴、藿香、土茯苓组成，毕老化裁加减之，用其治疗皮肤疾病，疗效颇宏。

1 皮肤疾病病机探讨

1.1 外淫致病

《诸病源候论》云："头面生疮系内热外虚，风湿所乘""肺主气，候于皮毛；脾主肌肉。气虚则肤腠开，为风湿所乘；脾主肌肉，内热则脾气温，脾气温则肌肉生热也。湿热相搏，故头面身体皆生疮"。常见皮肤病多由暑湿之邪侵袭肌表，湿热蕴郁于肌肤，不得外泄，熏蒸皮肤而发病。

1.2 内伤致病

患者平素喜食辛辣厚味，湿热内结于肠中，不能下达，反而上逆，蕴阻于肌肤，发于肌表而成疮肿。加之病程缠绵不愈，又多有正虚，故湿、热、虚为其主要病理改变。

1.3 "诸痛痒疮，皆属于心"

《素问·至真要大论》云："诸痛痒疮，皆属于心。"心主血脉，通于夏气而为火脏，属阳中之太阳。心为阳而"部于表"，痒者，皮表之疾也，疮者，营血运行失调，壅滞逆乱，瘀而化热所致也。由于心绪烦扰，七情内伤，内生心火而致。初起皮疹较红，瘙痒较剧，因心主血脉，心火亢盛，伏于营血，产生血热，血热生风，风行于肌表之下而见瘙痒；七情内伤脾胃，脾失健运，而致湿热浸渍肌表，脏腑不调，湿性凝滞，缠绵不愈，日久损伤阳气，而致气虚。

毕老治疗皮肤疾病，将病机归纳为外感六淫、内伤脾胃、心火内盛、湿热凝滞、热重于湿。

2 益气解毒汤方义

毕老临床运用益气解毒汤往往在石玉书名中医原方的基础上加生地黄、丹皮、赤芍、白鲜皮、蜈蚣、千里光、地肤子、白蒺藜、苦参构成新加益气解毒汤。方中黄芪、苍术益脾胃之元气；黄连、黄柏清利下焦之湿热，黄连兼清心经火热；金银花清血分热毒；土茯苓分利下焦湿毒；厚朴、藿香运脾，善治中下焦水湿肿毒；生地黄、赤芍、丹皮凉血活血，以通调荣血。黄连、黄柏虽苦寒，适量用之又能健脾醒胃，厚朴、藿香伍黄芪则脾胃健运而不滞；黄芪托疮利尿，助土茯苓以利湿，助黄连、黄柏、金银花以解毒。佐以蜈蚣搜风通络止痒，白鲜皮、苦参、千里光、地肤子利湿止痒，白蒺藜平肝解郁，祛风止痒。此方扶正兼祛邪，益气利湿解毒为其治法精要。

3 临床应用

病例一：痤疮案

蒋某，女，21岁。颜面部皮肤反红色丘疹3年。2周前因食辛辣食物后，颜面发红色丘疹10余个，伴皮损处疼痛、瘙痒，大便干，小便黄，舌质红，苔黄，脉滑数。辨证为肠胃湿热，蕴阻肌肤。治以清热化湿，益气解毒。处方：黄芪30g，黄柏15g，黄连5g，金银花20g，藿香15g，寄生15g，苍术15g，厚朴15g，土茯苓30g，生地黄30g，丹皮30g，赤芍30g，白鲜皮20g，地肤子20g，白蒺藜15g，千里光20g，蜈蚣2条，甘草6g。10剂，每日1剂，水煎400ml分3次服。复诊见颜面脓疱已消，丘疹减小，周围不发红。再依原方服6剂，粉刺完全消除。随访半年未复发。

病例二：丘疹性荨麻疹案

何某，男，47岁。突发全身丘疹，瘙痒难耐3天。症见全身遍布直径约0.5cm深红色丘疹，无渗出，无脓点，伴口干，小便黄。舌红绛，少苔，脉滑数。治以清热化湿，益气解毒。处方：黄芪30g，黄柏15g，黄连5g，金银花20g，藿香15g，寄生15g，苍术15g，厚朴15g，土茯苓30g，生地黄30g，丹皮30g，赤芍30g，白鲜皮20g，地肤子20g，白蒺藜15g，千里光20g，蜈蚣2条，甘草6g，加水牛角粉20g。3剂，每日1剂，水煎400ml分3次服。复诊后再服3剂后丘疹全部消失。

病例三：神经性皮炎案

刘某，女，27岁。反复双膝、双肘苔藓样丘疹伴瘙痒2年。时症见双膝、双肘可见苔藓样丘疹，大小5cm×5cm，无渗出，局部散见粟粒状绿豆大小的圆形或多角形扁平丘疹，呈淡红色，少光泽，部分皮疹融合成片，呈典型的苔藓样皮损。皮损处瘙痒明显，夜间尤甚。纳可，因瘙痒而少寐，二便调，口不干。诊其舌淡红，苔白，脉浮滑。此为内伤脾胃，脾失健运，湿热浸渍，血热伏于营血所致。法当益气利湿，解毒凉血。方拟益气解毒汤加减：黄芪30g，黄柏20g，黄连5g，金银花20g，寄生15g，苍术15g，厚朴15g，藿香15g，白土茯苓30g，白鲜皮20g，生地黄30g，丹皮30g，赤芍30g，蜈蚣2条，蛇蜕10g，地肤子20g，白蒺藜20g，苦参20g，甘草6g，桑枝30g，川牛膝20g。10剂，每日1剂，水煎400ml分3次服。连服2个月痊愈，随访3个月未复发。

按 毕老临床化裁使用益气解毒汤治疗皮肤病，其实质是遵循"因地制宜"，辨证治疗皮肤病的典范。重庆地区湿热偏盛，居民饮食以辛辣为主，湿热内蕴，伤食脾虚、心火内生、热毒壅盛就成为重庆地区皮肤病的常见病机，病因病机既明，治法用药则当"谨守病机"，运用新加益气解毒汤，相得益彰，如矢中的。

用泽泻汤经验

毕老治疗耳鸣一证善用白术、泽泻药对，其比例为白术 30g、泽泻 30g，临床疗效往往立竿见影，遂揣度其义。

白术、泽泻药对出自《金匮要略·痰饮咳嗽病脉证》之泽泻汤，"病痰饮者，当以温药和之……心下有支饮，其人苦冒眩，泽泻汤主之"。其方："泽泻五两，白术二两，以水二升，煮取一升，分温再服。"《类聚方广义》言泽泻汤："支饮眩冒症，其剧者，昏昏摇摇，如居暗室，如居舟中，如步雾里，如升空中，居屋床褥，如回转而走，虽瞑目敛神，亦复然，非此方不能治。"指明本方所用范围为痰饮阻闭清窍之眩晕。毕老用泽泻汤治耳鸣，将泽泻、白术的比例由 5：2 调为 1：1，其用意无非强调脾胃后天，从病机演变治疗此证。

1　病因病机

耳鸣病机为内伤、外感等病因所引起的与耳窍有关的脏器损伤或功能失调、气血失和。其病机演化不外内壅、外闭两种。内气壅闭，其病在脏气不调；外邪阻遏，其病在经络不通。普遍的认识总把耳鸣与肾精亏虚紧密联系起来，认为耳鸣肾虚是本，风、火、痰、瘀是标，其先天肾之精气与后天脾胃之气衰退时，耳鸣的发生发展影响最为严重。

毕老重视脾胃在耳鸣病机中的作用。脾胃为后天之本、升清降浊之枢纽，若脾胃虚弱，升降失司，不能鼓舞胃气上行津液，浊阴不散，填塞九窍的源头，阻碍清阳之气上达，令人五窍功能失常。《素问·通评虚实论》曰："头痛耳鸣，九窍不利，肠胃之所生也。"《素问·阴阳应象大论》曰："谷气通于脾，六经为川，肠胃为海，九窍为水注之气。九窍者，五脏主之。五脏皆得胃气乃能通利。"后代医家李东垣在《脾胃论·脾胃胜衰论》中总结到："脾胃不足，皆为血病，是阳气不足，阴气有余，故令人头痛耳鸣，九窍不通。"脾胃虚弱可致痰湿内生，郁而化火，上扰清窍，引起耳鸣。故耳鸣的治疗，重在健脾利水，燥湿除饮。

2　方论

泽泻汤以渗湿利水之泽泻为主药，配以健脾制水之白术，旨在祛除水湿，使痰饮无由以生。刘渡舟说："泽泻气味甘寒，生于水中，得水阴之气，而能制水。一茎直上、能从下而上，同气相求，领水饮之气以下行。然犹恐水气下而复上，故用白术之甘温，崇土制水，必筑堤防也。"泽泻生于水中，性寒，为阴药，其性向下；白术生于陆上，性温，为阳药，其性向上，一阴一阳，两药共用，则使阴阳相和，气机升降得顺，升清降浊之枢纽开合。毕老将泽泻、白术的比例由 5：2 调为 1：1，增加白术的用量，重在健脾燥湿，补益后天，使气血生化有源，病得以治。

3　临证运用

　　耳鸣乃本虚标实之症，处方立法须权衡轻重缓急，标急于本，则先治标，标本同现，当予兼顾，标解之后，自当治本，但具体遣药，因人而异，不必拘泥。毕老认为，泽泻汤不是治疗耳鸣的灵丹妙药，单用之有失偏颇，需辨证加减。痰浊内盛，配以半夏白术天麻汤；痰湿困脾，配以升阳益胃汤；中气下陷，配以补中益气汤；病久髓海空虚，配以自拟方首乌散（何首乌、丹参、白芍、枸杞子、钩藤、白蒺藜）；肾虚，配以左归丸。临证加减运用时，苔厚腻加石菖蒲、白豆蔻、藿香；耳鸣盛加石菖蒲、磁石；头痛加川芎、白芷、藁本；肩背痛加威灵仙、葛根。

用归脾汤经验

毕朝忠临证治疗情志病时有运用归脾汤者，侍诊于侧，但见吾师多病一方，不得解，思揣良久，而今方有小悟。

归脾汤原载于宋代严用和《济生方》，但方中无当归、远志，至明代薛己补此二味，使养血宁神之效尤彰。故方中以人参、黄芪、白术、甘草大队甘温之品补脾益气以生血，使气旺而血生；当归、龙眼肉甘温补血养心；茯苓、酸枣仁、远志宁心安神；木香辛香而散，理气醒脾，与大量益气健脾药配伍，复中焦运化之功，又能防大量益气补血药滋腻碍胃，使补而不滞，滋而不腻；用法中生姜、大枣调和脾胃，以资化源。本方以补养心脾为主，脾气健而气血生化之源充足，从而心血旺盛，则惊悸、失眠诸症自愈。又脾主统血，凡脾虚气弱，不能统血而见崩漏诸症，亦可用本方治疗，即所谓"引血归脾"，故严氏名本方曰"归脾汤"。

脾胃与情志关系密切，常相互为患。喜、怒、忧、思、悲、恐、惊等情志的变化，是人体对外界刺激或内源性刺激的正常反应，如刺激过于强烈，或过于持久，超过人体所能调节的范围，就会引起脏腑的气血紊乱，导致疾病。毕老认为，当今社会飞速发展，引起情志刺激的因素越来越多，工作紧张劳累、人际关系复杂、工作学习不顺心、社会关系不和谐、夫妻感情失和、经济压力过大、气候温差、家庭纠纷、居住环境不便等因素，均可引起情志异常，导致气血失和，气机紊乱而发病。尤其是社会经济的飞速发展和人事的交替，知识不断更新的需求，使人们的思维和处事越来越复杂，忧、思、恼、怒成为常见的情志现象。情志活动发自五脏，情志病变伤在五脏，由于心调控人的情志，肝舒畅人的情志，脾胃调衡人的情志，因此，情志病变主要损伤肝、脾、心，病机变化主要是气机紊乱。而思为脾所主，脾居中属土，为五脏六腑之源、气机升降之枢纽。故情志所伤虽有先伤所藏之脏，但终必及于脾胃，影响脾之运化、胃之受纳，最终导致气血化生障碍，运行输布失常，精血耗伤，诸病由生。叶天士《临证指南医案》云："肝为起病之源，胃为传病之所。"李东垣《脾胃论》中指出："饮食失节，寒温不适，脾胃乃伤，此因喜怒、忧恐，损耗元气，资助心火，火与元气不两立，火胜则乘其土位，此所以病也。"

脾主思，为情志之本，故精神情志疾病常与脾胃相关，脾胃病常表现出神志症状。脾胃虚弱，气血亏乏则不能滋养神明。脾虚则意无所存，思无所主，则不能主持人的情感活动。如心脾不足，肾精亏虚，脑失所养可引起注意力不集中、思维不敏捷及智力下降，还可出现心悸失眠、神情恍惚、健忘等症状。思虑过度，所思不遂可劳神伤脾，影响脾气功能的发挥，导致脾胃气滞和气结。《素问·举痛论》曰："思则心有所存，神有所归，正气留而不行，故气结矣。"思则气结于中，造成脾的运化无力，胃的受纳腐熟失职，便会出现纳呆、脘胀等症状；思虑过度，气机郁结阻滞，致脾失升清之职，水谷精微失于运化，气血生化无源，可出现情志异常和脾失健运两方面的症状，如精神萎靡不振，心情抑郁，倦怠懒言，面色萎黄，心悸，失眠，食欲不振，腹胀便溏等。忧思不但可以伤脾胃，还可对其他脏器形成损害。劳神、思虑过度，可损伤心脾，导致心神失养；忧则气聚，过度担忧则成悲，悲忧过度则伤肺，肺气耗散则久咳不止；忧思伤脾胃，脾胃运化失常，影响气血生成，血不养肝则肝气失于舒畅，出现土虚木郁之证；脾胃受伤，升降失常，脾气不升反降，胃气不降反升，气机失调，进一步可导致肾气不固。

肝主疏泄，调畅情志，推动血和津液的运行。在不良情志的刺激下，肝脏很容易受到伤害，如郁怒伤肝，肝失疏泄，肝病最先传之于脾，可导致脾失健运，气机升降失常，出现肝脾不和的临床表现，如情绪抑郁，或急躁易怒，胸胁胀满，腹胀腹痛，不欲饮食，泄泻便溏等。心属火，脾胃属土，喜怒不节，心失所主，思虑过度，气结不行，则母病及子，火不温土。肺属金，为气之主，悲忧则气闭，则子病及母，脾胃升降不利。肾藏元精，为先天之本，内寄命火，恐惧不解，精亏肾虚，致肾气不固，则脾胃失运化动力，导致脾胃升降失司。

"脾为生痰之源"，脾不能运化水湿，水湿停聚而生痰浊。痰湿体质，或饮食不节，恣食肥甘厚味，使脾胃失于健运，痰浊停滞中焦，脾胃不能升清降浊，痰浊蒙闭清阳，可出现头昏、心烦不寐、癫痫、痴呆等。诸多情志异常的病证，如癫、狂、神昏、痴呆、健忘、嗜睡等，均与脾虚痰湿内盛有关。若饱食太过，宿食停滞，复受热邪，阳明热盛，神明扰乱，可致神昏谵语、情志错乱、高热便秘等，说明脾胃的病变，可引起情志和神明的变化。总之，情志失调会造成人体脏腑气血功能的紊乱，脾胃作为气机升降出入之枢纽，最容易受病，进而产生五脏的病变。毕老认为情志可致五脏疾，非独脾，但总不离乎脾。情志不畅是导致脾胃病变的重要原因。通过对胃病的病理机制的研究显示，胃病的发生与大脑皮质过度兴奋或压抑、自主神经功能紊乱密切相关。情志不畅可影响食欲，当情绪低落、精神萎靡时，常茶饭不思；而情绪高涨、心情愉快时，常食欲倍增。临床看到，患有胃肠疾病的人，多伴有情绪的变化和失眠、焦虑等大脑神经失调症状，甚或出现精神异常。过度脑力劳动，精神紧张，精神过于集中，过度思考，都会影响胃肠道的功能，出现消化功能减弱、不思饮食、食量减少等。情绪抑郁也可抑制食欲，同时也可减弱或消除胃酸的分泌，说明七情所伤，对胃肠功能可产生直接影响。

毕老认为情志病变主要损伤肝、脾、心，病机变化主要是气机紊乱。而脾居中属土，为五脏六腑之源、气机升降之枢纽。故情志虽先伤所藏之脏，但终必及于脾胃，影响脾之运化、胃之受纳，最终导致气血化生障碍、运行输布失常，精血耗伤，诸病由生。故治疗与情志相关的疾病，虽然应从肝、脾、心入手，但调理脾胃至关重要。因为五脏功能失调的恢复，全赖脾胃运化功能的正常，调理脾胃则是促使情志病恢复的重要治法。

病例一：心神不宁案

周某，女，43岁。2012年9月5日初诊。心神不宁，夜寐欠安，饮食不佳，便溏，经行量多，舌淡边有齿痕，苔薄白，脉沉细。治拟归脾汤出入。处方：党参20g，炒白术10g，黄芪30g，当归20g，酸枣仁30g，五味子15g，制远志15g，川木香15g，青龙齿30g，甘草6g。6剂，每日1剂，水煎400ml分3次服。2012年11月12日二诊：夜寐安，饮食增，然仍倦怠乏力，经量多，眼模糊，舌淡边有齿痕，苔薄白，左关脉弦。再守方出入，加枸杞子、菊花愈。

按 患者为心脾两虚之证，脾胃虚弱，生化无源，心失所养而饮食不馨，夜寐欠安，甚而心神不宁。脾虚不能统血而妄行，故经行量多。治以归脾汤益气补血，健脾养心。毕老用归脾汤喜弃桂圆肉，因其虽有宁心之功，但过于滋腻，常服有碍胃之忧，酌加一味五味子，与酸枣仁相须为用，一入肝经、一走肾经，内收外敛，除烦安神之力增强。再加青龙齿，重镇安神，又除烦热，其力更加。

病例二：郁证（躁狂）案

陈某，女，27 岁。2013 年 2 月初诊。情志不遂，打人毁物 2 月余。2 月余前因家事生气，情志不舒而出现两胁及腰背部有气游走性攻撑作乱，平卧位缓解，情志不遂，打人毁物，先后两次住院治疗，效果欠佳，查体未出现阳性体征，纳可，寐差，二便调，胸膈疼闷，阵发性挛急。舌质淡，苔白腻，脉沉弦小滑。证属心脾两虚，肝气不舒，痰饮内停。治以补益心脾，化痰开窍，疏肝解郁。处方：党参 20g，白术 10g，黄芪 30g，当归 20g，酸枣仁 30g，五味子 15g，制远志 15g，川木香 15g，青龙齿 30g，胆南星 15g，郁金 20g，石菖蒲 15g，甘草 6g。7 剂，每日 1 剂，水煎 400ml 分 3 次服。连服 6 月余，药后症状消失。

按　本案因情志不舒致气机郁结，影响胃之和降，导致心脾两虚，故以补益心脾、化痰开窍、疏肝解郁为法，药后情志得畅，气机得顺，诸症得到缓解。

用甘露消毒丹经验

甘露消毒丹，又名普济解毒丹，出自王士雄《温热经纬·方论》，组成：飞滑石十五两，绵茵陈十一两，淡黄芩十两，石菖蒲六两，川贝母、木通各五两，藿香、射干、连翘、薄荷、白豆蔻各四两。各药晒燥，生研细末（见火则药性变热），每服三钱，开水调服，日 2 次。或以神曲糊丸，如弹子大，开水化服，亦可。

湿热证，外感、内伤均常见，治疗比较棘手，三仁汤、龙胆泻肝汤等都是治疗此证的名方，但毕朝忠老中医从临床实践来看，甘露消毒丹更为实用。

甘露消毒丹主治：发热倦怠，胸闷腹胀，肢酸咽肿，斑疹身黄，颐肿口渴，尿赤便闭，吐泻疟痢，淋浊疮疡，舌苔淡白，或厚腻或干黄等；并主水土不服诸病证，毕老认为中上焦湿热或痰湿均可灵活运用本方，其辨证要点为舌淡或红、苔腻、咽喉不利、口腔异味、胸闷腹胀，重点为湿在中上焦。

分析甘露消毒丹可知，藿香芳香化浊，宣透上焦之湿；白豆蔻、石菖蒲芳香，宣化中焦之湿；绵茵陈、飞滑石、木通渗利下焦之湿，从三焦分消以治湿。另用薄荷、连翘、射干、淡黄芩、川贝母清热解毒，清利咽喉，清热化痰以治热。

毕老认为此方过去一直比较局限于外感中的湿温证，即为西医的肠伤寒，但自氯霉素发明以后，肠伤寒已大大减少，几乎不见。肠伤寒是不多见了，并非"英雄"无用武之地，中医治病讲究证候，只要湿温的病证存在，此方一样可以"大有作为"。湿温一证临床不仅外感易见，杂证更多。诸如口疮、口臭、咽痛、咳喘、胃炎、肝炎、黄疸、脱发、淋浊、疮疡、风湿等，只要是表现为湿温证，都可以本方为主加减运用，效果显著。

毕老善于治疗口腔溃疡一病。曾有一案例，张某，女，56岁，口腔黏膜反复出现多个溃疡 3 年，每 2～3 个月发作 1 次，外院诊断为"口腔溃疡"，予以对症治疗可在 1～2 周后缓解。3 周前口腔溃疡复发，对症治疗效果不佳。现症见口腔黏膜 6 个圆形溃疡，最大者直径约 4mm，局部灼痛，口干口渴，小便黄，大便秘结，纳食少，腹胀，舌苔黄腻，脉滑数。证属湿热俱盛而又蕴蒸脾胃。法当利湿化浊，清热解毒。方拟甘露消毒丹加减：白豆蔻 10g，藿香 15g，茵陈 20g，滑石 20g，木通 15g，石菖蒲 15g，黄芩 15g，连翘 20g，射干 15g，浙贝母 20g，薄荷 6g，生地黄 20g，黄连 5g，山栀子 15g，淡竹叶 20g，槟榔片 8g，甘草 6g。3 剂，每日 1 剂，水煎 400ml 分 3 次服。5 日后复诊述服药 3 剂时溃疡即消失，为求巩固疗效再来诊，遂以上方 3 剂续服。随访半年未再复发。毕老认为凡湿皆与脾失健运有关，其成，或因脾气虚，或因脾湿盛，或兼而有之，且互为因果。湿既困脾，非芳香化浊之品不能醒脾运湿，故用藿香、白豆蔻、石菖蒲芳化醒脾，化湿于中，以治致病之源。全方共奏利湿化浊、清热解毒之功。

另一主治是口腔异味，毕老曾治一男性老者，70 岁，先是感冒引起咳嗽痰多、黏稠且带血，胸闷气短。西医诊断为支气管扩张合并气管炎，输液治疗 1 个月，病无减轻，除了上症外，察舌红，苔黄腻，脉滑数，口干口臭，口中溃疡，饮食尚可，大便黏臭。辨为痰热壅肺，气机不畅。处方甘露消毒丹：党参 20g，炒白术 15g，黄芪 30g，牛蒡子 10g，杏仁 10g，郁金 15g，桔梗 10g，桑白皮 15g，百部 15g，前胡 10g，白豆蔻 10g，藿香 15g，茵陈 20g，滑石 20g，木通 15g，石菖蒲 15g，黄芩 15g，连翘 20g，射干 15g，浙贝母 20g，薄荷 6g，甘草 6g。1 周后，复诊，咳嗽减轻，痰少，已不胸闷气短，效不更方，又续服 10 剂，诸症消失，此乃上焦湿温证，故在宣肺止咳平喘的基础上加大芳香化湿力度，方证相对，故收速效。

毕老认为，只要掌握其病机和辨证要点，舌淡或红，苔腻，脉滑或数，大便黏臭即可，不管它是西医何病，但用无妨。

用升阳益胃汤经验

升阳益胃汤出自李东垣所著《内外伤辨惑论》，原方主治"肺之脾胃虚"。论曰"脾胃虚则怠惰嗜卧，四肢不收，时值秋燥令行，湿热少退，体重节痛，口苦舌干，饮食无味，大便不调，小便频数，不欲食，食不消；兼见肺病，洒淅恶寒，惨惨不乐，面色恶而不和，乃阳气不伸故也。当升阳益胃，名之曰升阳益胃汤"。方由黄芪二两，半夏、人参、炙甘草各一两，白芍、防风、羌活、独活各五钱，陈皮、茯苓、泽泻、柴胡、白术各三钱，黄连二钱组成。

分析其方义，方中黄芪为君药，取其益气升阳、固表之功。人参、炙甘草、半夏为臣，人参补中益气，炙甘草和中益气，二者与黄芪为伍，《医宗金鉴》称其为保元汤，大有补益元气之功，具有"芪外参内草中央"之妙用，即黄芪偏于补表气，人参偏于补中气，炙甘草补气介于二者之间，三者合用，可以补一身内外之气。半夏和胃降逆，与人参、黄芪配伍，升中有降，降中有升，升脾阳，和胃气，使清升浊降，脾胃安和；脾肺同补，脾升肺降，气机调畅。佐以白芍、柴胡疏肝解郁，配合补脾药则有扶土抑木之效，疏肝有助于健脾和胃；佐以防风、羌活、独活祛风除湿，且可助人参、黄芪升发脾胃清阳；白术、茯苓、泽泻健脾利水渗湿，以祛脾虚所生之湿；陈皮理气，既助半夏和胃，又使气化则湿行。少佐黄连之清热燥湿，以除湿郁所化之热。全方共奏补脾益肺，和胃化湿，疏肝解郁，祛风除湿，兼祛湿热之功。

据此，毕老每将此方用于脾胃湿滞、肝胃不和、表里不和之证，取效甚捷，兹举案例如下。

病例一：

明某，男，54岁。周身关节疼痛数年，每因劳累受凉而加重，头昏痛，身重怠惰，胸胀，饮食乏味，腹胀，舌淡，苔白腻，脉沉无力，左微弦。处方：党参20g，白术15g，黄芪30g，黄连5g，白豆蔻10g，藿香15g，茯苓20g，泽泻20g，神曲20g，山楂20g，鸡内金20g，柴胡15g，白芍20g，大腹皮5g，枳壳15g，防风15g，羌活15g，独活20g，甘草6g。每日1剂，水煎400ml分3次服。共服9剂而痊愈。

按 此案为素日脾虚湿阻，复感风湿而身痛加重，故加防风、羌活、独活以祛风除湿止痛，配合白豆蔻、藿香加强利湿之力，因患病日久而脾胃本虚，运化无力，酌加山楂、神曲、鸡内金、大腹皮、枳壳，行滞消食。

病例二：

周某，女，61岁。近1个月常头胀痛不适，连及项后，纳呆，食易呕，嗳气，每因情绪不畅而病甚，脘胀，口干口苦，神疲乏力，双下肢水肿，苔白略厚而腻，脉沉弦无力。处方：党参20g，白术15g，黄芪30g，黄连5g，法半夏15g，陈皮15g，茯苓20g，泽泻20g，川木香15g，神曲20g，鸡内金20g，麦芽20g，草果10g，蒲公英20g，防风15g，羌活15g，独活 20g，威灵仙 20g，葛根 20g，甘草 6g。每日 1 剂，水煎 400ml 分 3 次服。6 剂痊愈。

　　按　此案为湿邪偏盛，湿阻清阳而头脑胀而不适，湿邪下注则浮肿，所以方中用茯苓、泽泻利水渗湿。加草果既能开胃又可燥湿。佐以威灵仙、葛根升阳解肌。

　　病例三：

　　吴某，女，51 岁。常头痛，以后头部及两侧头痛为主，现已 1 年有余，伴有昏晕沉重。胸闷气短，时时心烦易怒，周身不适，舌淡苔白微黄，脉缓滑。处方：党参 20g，白术 15g，黄芪 30g，黄连 5g，法半夏 15g，陈皮 15g，茯苓 20g，防风 15g，羌活 15g，独活 20g，藁本 20g，蔓荆子 15g，柴胡 15g，白芍 20g，甘草 6g。每日 1 剂，水煎 400ml 分 3 次服。3 剂显效，9 剂痊愈。

　　按　此案为湿郁头痛，湿属阴邪，其性重滞，故见昏晕沉重，《素问·生气通天论》曰："因于湿，首如裹。"湿阻气机，则胸闷。方中加入上行祛风湿，又善治头痛之蔓荆子、藁本。起效如神。

　　病例四：

　　黄某，女，57 岁。患糖尿病多年，最近测空腹血糖 7.2mmol/L，食后恶心欲寐月余，头昏，四肢沉重，腰背胀痛，食欲欠佳，自觉发热，渴欲饮冷，大便溏，面色淡黄，舌淡边有齿痕，苔薄白，脉滑。处方：党参 20g，焦白术 15g，黄芪 30g，黄连 5g，荷叶 20g，金银花 20g，丝瓜络 20g，生石膏 30g，淡竹叶 20g，白扁豆 20g，知母 20g，百合 20g，防风 15g，羌活 15g，独活 20g，威灵仙 20g，葛根 20g，柴胡 15g，白芍 20g，甘草 6g。3 剂，每日 1 剂，水煎 400ml 分 3 次服。服 3 剂后症状缓解。

　　按　此案为湿邪困脾，脾阳不升，胃失和降所致，故以食后呕恶、欲寐为主症。方中加入荷叶、金银花、生石膏加强散阴火之功。诸药合用，使脾之阳气得升，胃之浊阴得降，清升浊降，脾胃安和。

用首乌散经验

首乌散为毕老积累多年的临床经验总结，自创的经验方，其临床应用范围广泛，组成的基本药物为何首乌 30g，丹参 30g，白芍 20g，枸杞子 20g，钩藤 20g，白蒺藜 20g。方中以何首乌、丹参为君药。何首乌味苦、甘、涩，性微温，归肝、肾经，功效补益精血，润肠通便。丹参味苦，性寒，归心、心包、肝经，功效活血祛瘀，凉血消痈，养血安神。配以白芍养血敛阴，柔肝止痛，平抑肝阳；枸杞子滋补肝肾，明目，润肺。钩藤与白蒺藜配伍，息风止痉，清热平肝疏肝，辅助君药和臣药达到在补益肝肾的同时，柔肝疏肝，息风止痉。此方主要功效为补血活血化瘀，滋补肝肾。主要用于因肝肾阴虚所致的头晕头痛、中风后遗症、顽固性失眠等病证。

毕老对首乌散的运用，可谓精妙至极。临床以首乌散为基础方酌情加减，治疗因肝肾阴虚所致的头晕头痛、中风后遗症、顽固性失眠等病证均能收到满意的疗效，现将临床案例特举如下：

病例一：

唐某，女，66 岁。患中风后遗症 3 年。出现左侧肢体麻木，肩颈疼痛，活动不利，乏力，精神差，纳食可，二便正常。舌红，苔白，脉弦细。处方：何首乌 30g，丹参 30g，白芍 20g，枸杞子 20g，钩藤 20g，白蒺藜 20g，全蝎 5g，蜈蚣 2 条（去头足），防风 15g，羌活 15g，独活 20g，威灵仙 20g，葛根 20g，桑枝 30g，怀牛膝 20g，夏枯草 20g，薄荷 6g。水煎服，日 1 剂，10 剂疗效显著。

按 此患者属肝肾阴虚导致经络不通，阴虚生风，内风扰动，故在治疗时加全蝎、蜈蚣、防风、羌活等搜风通络，在补益肝肾的同时，祛风通络。

病例二：

赵某，男，49 岁。因右耳耳鸣间断性发作 1 年就诊。患者右耳耳鸣间断性发作，遇劳累或情绪紧张即加重，鸣声以知了叫为主。腰膝酸软，纳食可，大便稀，每日 2 次。夜间入睡差。舌红，苔白，脉细数。处方：何首乌 30g，丹参 30g，白芍 20g，枸杞子 20g，钩藤 20g，白蒺藜 20g，全蝎 5g，蜈蚣 2 条（去头足），炒白术 30g，泽泻 30g，石菖蒲 15g，蝉蜕 15g，防风 15g，羌活 15g，白芷 15g，香附 30g，甘草 6g。水煎服，日 1 剂，8 剂后症状改善明显。

按 患者肝肾阴虚，肾虚则不充于耳，肝风内动，则出现耳鸣。腰为肾之府，肾虚则腰酸。本方在补益肝肾的同时，加全蝎、蜈蚣、防风、羌活等搜风通络，并大剂量配以白术、泽泻在补肾的基础上泻肾浊，使此方达到平补平泻的作用。

病例三：

蒋某，男，28 岁。因脱发 1 个月就诊。患者近 1 个月出现脱发，头皮无瘙痒，头胀痛，夜间入睡好，纳食及二便可，舌红，苔白，脉缓。处方：何首乌 30g，丹参 30g，白芍 20g，枸杞子 20g，当归 20g，菟丝子 20g，熟地黄 20g，山茱萸 15g，山药 30g，防风 15g，羌活

15g，白蒺藜 20g，女贞子 30g，桑椹 30g，川楝子 15g，白土茯苓 30g，甘草 6g。水煎服，日 1 剂，12 剂后疗效显著。

　　按　患者为肾虚气血不足引起的脱发，故此方在首乌散的基础上，加用六味地黄汤的"三补"，加强补肾的力量。同时加用养血乌发的当归、桑椹、菟丝子等药物，并配以防风、羌活、白土茯苓等药物搜风通络，引经上行直达头部。全方共奏补益肝肾，养血乌发的功效。

　　病例四：

　　杨某，男，46 岁。因脑挫伤后失眠 1 个月就诊。1 个月前患者因脑挫伤出现入睡困难，睡后易醒，头胀痛，头晕头痛，耳鸣，纳食可，二便调，舌暗，苔黄，脉细数。处方：何首乌 30g，丹参 30g，白芍 20g，枸杞子 20g，白蒺藜 20g，蜈蚣 2 条（去头足），全蝎 6g，白土茯苓 30g，党参 20g，白术 15g，黄芪 30g，当归 20g，酸枣仁 30g，炙远志 15g，五味子 15g，青龙齿 30g，石菖蒲 15g，延胡索 15g，甘草 6g。水煎服，日 1 剂，服药 12 剂症状消失。

　　按　此案为久病入络，肝肾阴血亏虚，瘀血内停，心不养神所致，故在治疗时，以首乌散补益肝肾阴血为基础，全蝎、蜈蚣搜经通络，加用党参、黄芪补益气血，加酸枣仁、炙远志、五味子养心安神，使此方在补益肝肾的同时养心安神。

用温经汤经验

温经汤出自《金匮要略》，由吴茱萸、当归、芍药、川芎、人参、桂枝、阿胶、丹皮、生姜、甘草、半夏、麦冬组成，本方功在温经散寒、祛瘀养血。毕朝忠名老中医行医 50 余载，治疗月经不调、痛经、闭经，善用《金匮要略》之温经汤。临床上妇人病常见月经先期、后期，经期延长或淋漓不尽，月经量或多或少，行经腹痛，其临床表现多样、病因复杂，毕老用此方主要抓住其病机特点为冲任虚寒、瘀血阻滞。

1 辨证论治的理论依据

《金匮要略》曰："妇人年五十所，病下利数十日不止，暮即发热，少腹里急，腹满，手掌烦热，唇口干燥，何也？师曰：此病属带下。何以故？曾经半年，瘀血在少腹不去。何以知之？其证唇口干燥，故知之。当以温经汤主之。亦主妇人少腹寒，久不受胎；兼取崩中去血，或月水来过多，及至期不来。"温经汤方所治之证皆因冲任虚寒、瘀血阻滞所致。冲为血海，任主胞胎，二脉皆起于小腹。妇女月经与冲任关系密切，冲任虚寒，血凝气滞，故小腹冷痛，月经不调。若瘀血阻滞而致血不循经，或冲任因虚寒而致失固，则月经先期，或一月再行，甚或崩中漏下；若寒凝血瘀而致经脉不畅，则月经后期甚或经停不至，并见经行腹痛。本证属虚实寒热错杂，当以温经散寒与养血祛瘀并用，使血得温则行，血行瘀消，诸症可愈。以月经不调、小腹冷痛、经有瘀块、时发烦热为其证治要点，对兼杂其他症状者，灵活辨证用药。

2 辨证的方法与用药

温经汤主要功效是温经散寒、祛瘀养血，故对妇人月经病中证属冲任虚寒、瘀血阻滞者均可用之。月经病的发生，主要是机体正气不足、感受外邪所致，外感六淫、过食冷饮、劳逸失常、多产房劳等均可导致冲任虚寒、瘀血阻滞胞宫。症见月经先期或后期，或一月再行甚或崩中漏下，经行腹痛。按《金匮要略》条文所述"瘀血在少腹不去"是原因，当前的复杂表现是结果。对于这样的杂病，因病程已久，单纯祛除病因机体还不能自行恢复常态时，治疗时一方面要去掉原因，另一方面还要纠正当前已形成的气机逆乱。方中当归、川芎、芍药、丹皮和血祛瘀以解除病因；麦冬、半夏、生姜、吴茱萸功能敛降以纠正气机；人参、甘草、桂枝、阿胶补正气以推动气血和畅。全方既有养血温血之效，同时又具有清瘀润燥之功。对于本证内有瘀阻、外有气郁不能敛降的格局可共奏恢复原真通畅之效。毕老临证往往弃阿胶不用，此为阿胶烊化兑服烦琐，患者依从性不高之故，后加香附、益母草，理气活血，以补弃阿胶之弊，又兼理气之功。

毕老临证数十年，见月经不调者以冲任虚寒、瘀血阻滞为主要病机的占大多数，分析其原因皆为妇女月经病多正气不足、产后虚寒、劳逸失常。故大多数妇女月经不调临证见虚实寒热错杂，故将温经汤作为治疗月经不调的常用方。

3　毕老用药药量之思考

毕老使用温经汤，吴茱萸只用 6g，麦冬用 15g。原方记载"吴茱萸三两""麦门冬一升"，这是何意？仲景原方中麦冬用量最大，本证气郁久而呈一派燥热之象，麦冬降而润之正当所用，为什么还要用辛温燥烈的吴茱萸呢？《神农本草经》云："吴茱萸，味辛，温。主温中下气，止痛，咳逆寒热，除湿血痹，逐风邪，开腠理。"此药辛味极烈，是通经散寒的要药。温经汤证一派燥热之象而用吴茱萸，是因它是开通冲脉的首选用药，用其开通冲脉。温经汤证没有明显的寒证，但冲脉不通是主要矛盾，所以先选用能擅入冲脉开通的吴茱萸。但它的温燥之性不利于病情，所以用大量的麦冬助其降而制其燥，通经与滋养并举，同时还要用阿胶润而降之性并护血分，使吴茱萸之燥全无所害。但有一条，温经汤证，往往用药调补 1～2 个月经周期，而吴茱萸难吃众所周知，要让患者吃至少 1 个月的大剂量吴茱萸，在现在这种中医环境中恐怕依从性就没有那么好了。故毕老吴茱萸只用 6g，仅取其调冲任之功，而不用其温里散寒之用，而佐制之麦冬减量，弃用阿胶。这也是毕老活用经方，因时制宜的思想所在。

用补中益气汤经验

补中益气汤原方出自金元四大医学家李东垣的《脾胃论》，为补气升阳、甘温除热之代表方。本方治证系因饮食劳倦，损伤脾胃，以致脾胃气虚，清阳下陷，以及由气虚致摄纳不力而形成。《脾胃论》说："饮食不节则胃病""形体劳倦则脾病"。脾主四肢肌肉，脾虚则四肢肌肉承受水谷精微无由，故见肢软体倦，神疲少力。脾胃虚则谷气不盛，阳气下陷阴中，故见发热自汗，脉洪而按之虚软，舌淡，苔薄白。脾胃气虚，少气懒言，四肢无力，困倦少食，饮食乏味，不耐劳累，动则气短；或气虚发热，气高而喘，身热而烦，渴喜热饮，其脉洪大，按之无力，皮肤不任风寒，而生寒热头痛；或气虚下陷，久泻脱肛。毕老将此方广泛用于子宫下垂、胃下垂或其他内脏下垂，以及便秘、体虚感冒等中气不足诸多病证。临床上用此方化裁治疗多种常见疾病，收效甚佳，现介绍如下。

1　治疗功能失调性子宫出血

功能失调性子宫出血是临床上的常见病和多发病，症多见月经淋漓不断半个月以上，量时多时少，面色萎黄，精神不振，腰酸不舒，少腹冷痛，纳谷不香，舌质淡有齿痕，苔薄白，脉沉细缓。乃中气不足，脾不统血，冲任不固，久而脾肾两虚所致。治疗宜补中升阳，益肾固冲，选用补中益气汤加减。方中可加艾叶 20g，白芍 20g，续断 20g，杜仲 20g，益母草 30g 等。

2　治疗产后汗出

产后虚汗多为产后气血大亏，外感风寒，汗孔大开，津液漏泄所致。产后气血亏耗，脾胃生化不足，气血无以濡养皮毛腠理，复因阳气不能卫外，卫表不固，风寒之邪乘虚而入，腠理开泄，津液外渗为汗。症见怕风，畏寒，汗出，而且天气愈冷，汗出愈甚，食欲差，时有胃胀，舌淡白胖，苔少略黄，脉细尺弱。此乃脾胃气血久虚，卫外不得固守所致，治宜生化气血，固卫止汗。方选补中益气汤加减。原方加白芍 20g，浮小麦 30g，茯苓 20g，防风15g 等。

3　治疗虚人感冒

虚人感冒指阳气虚弱者容易感受风寒之邪而发感冒。症见常易感冒，自觉发热、恶寒，有时寒热交替出现，鼻塞、流涕、背部发凉，可伴食欲减退、经常失眠，腹泻，经期加重等。舌淡，苔薄白，脉重按无力。"邪之所凑，其气必虚"说的就是这个意思。此乃平素体质较弱，脾胃中气禀赋不足，土不生金，肺气亦虚，卫表不固所致。治宜扶正固表，方选用补中益气汤加减。原方加苏叶 15g，荆芥 15g，板蓝根 20g，白芷 15g，防风 15g 等。

4　治疗气虚引起的便秘

虚人便秘是指患者素体气虚，导致脾胃升清降浊功能失调，气虚无力推动大肠蠕动，致使粪便积于肠中，症见气短乏力，下腹坠胀，临厕努挣，大便解之不下，舌淡，苔薄白，脉细弱。此乃虚人脾气虚，气虚下陷，无力推动大肠蠕动所致。治宜补益脾气，升阳举陷。方选用补中益气汤加减。原方加肉苁蓉 20g，黄芩 15g，槟榔 7g，火麻仁 20g 等。

本方为补气升阳，甘温除热的代表方。临床应用以体倦乏力，少气懒言，面色萎黄，脉虚软无力为辨证要点。综合现代研究报道，本方之所以能补中益气，是因为它对肠道运动具有双向调节作用，又可增强子宫肌肉张力，抑制子宫运动，具有抗缺氧、增强体力、改善蛋白质代谢、抗贫血等作用。常用于内脏下垂、久泻、久痢、脱肛、重症肌无力、乳糜尿、慢性肝炎等；妇科之子宫脱垂、妊娠及产后癃闭、胎动不安、月经过多等属脾胃气虚或中气下陷者。

用四君子汤经验

毕老临证有应用四君子汤及其系列方立起沉疴的案例，现对毕老临证思路作一揣摩。

四君子汤出自《太平惠民和剂局方》，方中人参味甘，性温，益气补中为君；白术健脾燥湿，合人参以益气健脾为臣；茯苓渗湿健脾为佐；炙甘草甘缓和中为使。四味皆为平和之品，温而不燥，补而不峻，故名四君子汤。

为何汤名称"君子"？"君子"一语，广见于先秦典籍。如《易经·乾》曰："九三，君子终日乾乾，夕惕若，厉无咎。"君子的主要意思是"君"。"君"，从尹，从口。"尹"，表示治事；"口"，表示发布命令。合起来的意思是发号施令，治理国家。而对"君子"一词的具体说明，始于儒家，在儒家思想里，君子一词具有德行上的意义。儒家思想的核心在于一个"和"字，而诞生于宋代的"四君子汤"的命名意义就在于一个"致中和"。人参味甘，性温，大补元气；白术味苦，性温，燥脾补气；茯苓味甘，性淡，渗湿泻热；甘草味甘，性平，和中益土。气足脾运，饮食倍进，则余脏受荫，而色泽身强，以其皆中和之品，故曰君子也。四君子汤是从《伤寒论》中的"理中丸"脱胎，把原方中禀性燥烈的干姜去掉，换成性质平和的茯苓，由驱除大寒变成温补中气。方中只人参、白术、茯苓、甘草四味，不热不燥，适度施力，从了"君子致中和"的古意。

四君子汤应用广泛，主要在于扶助人体正气，四君子汤补气，其补气的作用比较全面，从肺气到脾气，都补。方中还有泄水湿的茯苓，能够使得脾气更好地生发。《内经》曰："平人之常气禀于胃，胃者平人之常气也，人无胃气曰逆，逆者死。"《金匮要略》曰："四季脾旺不受邪。"所谓"正气存内，邪不可干"，毕老临证常用四君子汤系列方，四味药，但是变化是很多的，如果能够根据患者的证候随时变化，这种通过扶正来祛邪的方法可谓"医中王道"。

毕老临证运用四君子汤，可以随着病情变化多端。例如，患者有热，不能用温热药，那么就可以把方子中的人参换成没有温热之性的太子参，力量虽然小些，但是很平和；如果是血亏，毕老言可用红参，因为红参是用糖熬过的，可以兼入血分。但毕老常用人参，而通常在气虚不是很明显的时候，用党参效果也不错。

毕老运用白术讲究也比较多，如果患者的水湿不是特别重，只是需要补脾，那么用的是炒白术。但是如果患者的水湿很重，稍带腰酸不利等症，就可以用生白术，因为生白术利水的作用比较大，还"利腰脐间气"。而在兼有腹胀泄泻的病例中，则多用炒白术，甚至是焦白术。大便稀溏而排便次数多者改用苍术。

毕师用四君子汤茯苓的变化较少，有时弃之不用，其辨证主要抓是否有水湿，水湿不重者不用茯苓，但是如果患者同时有心神不安的症状，可以把茯苓改成茯神。

甘草运用方面，在患者脾胃气虚的时候，可以用炙甘草。但是如果患者同时感到咽喉不利，有些邪气，则可以改成生甘草。

随症加减：四君子汤加陈皮和半夏以后就是六君子汤，增加了化痰的作用。食欲不振，脾胃气虚者，加川木香、砂仁、鸡内金、焦三仙；胃痛怕冷，脾胃虚寒者，酌加白芍、延胡索、佛手片、刺猬皮；胃部重坠，中气下陷者，加黄芪、升麻、柴胡、枳壳；头晕眼花，气血两虚者，加当归、川芎；失眠多梦，心脾两虚者，加当归、酸枣仁、五味子、制远志、青龙齿；两胁胀痛，肝脾失调者，加柴胡、白芍、郁金、枳壳；有实热者，加黄芩、黄连、黄栀子；兼有外感者，加防风、羌活、独活。

病例：

张某，女，51岁。泄泻反复发作10年，大便每日4～5次，质稀，夹有黏液，便前腹痛，便后缓解，无里急后重。伴见面色萎黄，纳差，气短乏力，舌淡，苔白，脉弱。纤维结肠镜检查提示慢性结肠炎。中医辨证为脾胃虚弱型泄泻。治宜健脾益气，渗湿止泻。处方：党参20g，焦白术15g，陈皮15g，山楂20g，神曲20g，麦芽20g，鸡内金20g，防风9g，羌活9g，白扁豆20g，山药20g，甘草6g。7剂，水煎服。二诊时大便次数减少，每日2～3次，大便较前成形，黏液减少，腹痛减轻，仍纳差、气短乏力，舌脉同前。上方去羌活、防风，加补骨脂15g，薏苡仁30g，继服7剂。三诊时患者诸症基本消失，大便每日1～2次，质软无黏液，腹痛、气短乏力消失，纳食好转，舌淡红，苔白，脉沉细，上方再服7剂愈。

按　此例病程长，症见大便次数多，面色萎黄，纳差，气短乏力，舌淡，苔白，脉弱。久病失治，脾胃受损，运化失常，小肠清浊不分，发为泄泻。泄泻多以脾病与湿甚为基本病机，久泄则以脾虚为主，治疗当健脾益气，渗湿止泻，故初诊用四君子汤为主方，湿不重者去茯苓防渗利太过，少佐防风、羌活等风药以升举清阳之气，并能胜湿。二诊，症状减轻，去羌活、防风，防疏泄太过，加补骨脂、薏苡仁以温脾、化湿、止泻。所用诸药药性温和，未用固涩之品，以健脾固本扶正为法，多年顽疾得消。

用"参"经验

毕老临证善用补中益气汤、升阳益胃汤、香砂六君子汤，一味"参"药可谓使人眼花缭乱，或用人参，或用党参，或用太子参，其临证选"参"之法何在？现介绍其用"参"之法。

人参属五加科，味甘、微苦，性微温。归肺、脾经。具有大补元气、补益脏气（脾肺心肾）、生津止渴、安神益智等功效，主要用于以下几个方面：气虚欲脱、脉微欲绝等重危证候，能大补元气、挽救虚脱，单用即有效，如独参汤；作为主药与其他药物配伍使用，可治疗脾气虚、肺气虚病证；治疗津液耗伤及消渴病；用于心气不足、心悸、心慌、失眠、健忘等症状。

党参属桔梗科，味甘，性平，归脾、肺经。偏重补中益气，健脾益肺，养血生津。常可以作为人参的替代品，不过功效较弱。党参不可贸然用于热证，和藜芦相反。单味服用不宜用量过大、过久，以免生成燥火，一些老人因用党参不得当而出现便秘、口疮之证。可见它虽药力不如人参但火气还是不小的。

太子参又名孩儿参，属石竹科。其味甘、微苦，性平、偏凉，归脾、肺经，益气健脾，生津润肺。常用它来治疗小儿的肺虚咳嗽、脾虚腹泻，疗效甚好。不宜用于虚寒证候，尤其是腹泻的情况，用法不当或者用量过多很容易加重病情，出现脱水之证。小儿用药更应当在克数上仔细。

人参、党参、太子参三者都是进补常用的补益中药。在功用上，三者都有补气的功效，但效力强弱大有差别：人参补气力大大胜于诸参，属于"峻补"之品；党参则胜于太子参，为"平补"之品；太子参虽补力最弱但性较柔润，属"清补"之品，具有补气生津之功，既可补气养气，又能清热滋阴，适用于气阴不足、热病或病后伤津、口干乏力，或热邪未尽而正气已伤，以及小儿瘦弱不健，服之能益气扶正。

三参临床使用时各有偏重。若用于补气补血，扶正祛邪，三者均可，但小儿、青少年，以选用太子参为宜，盖因其无促进性早熟之弊，中年人及青壮年则选用党参，而老年人、体弱者、久病患者以人参为宜。从病种来说，治疗消渴病选人参，如白虎加人参汤就只能用人参；而党参则相反，可使血糖浓度升高，不宜选用。治疗危重、虚弱患者时，也以人参为佳，因其可大补元气，回阳救逆。一般伤阴者，以太子参为宜，因其可生津；肾性蛋白尿者，以党参为宜；用于止咳平喘时，选用人参、太子参。

治疗脾胃病用药对经验

毕老临证多年，善于根据不同的病机和临床症状选用一些药对，临床效果佳，毕老治疗脾胃病常用药对如下。

1 青皮与陈皮

青皮味苦、辛，性温，入肝胆气分，辛散温通，苦泄下行而奏疏肝理气之功。陈皮味辛、苦，性温，辛行温通，入肺脾气分，有健脾和中之功。两药伍用，乃肝脾同治之常用组合。临床多用于两胁不舒，胸腹满闷，胃脘胀痛，每遇恼怒或不顺之事则加重者。

2 枳壳与大腹皮

枳壳味辛、苦，功能破气消积，利膈宽中，通利大小便，善治上中焦之气滞。大腹皮味辛，性微温，质体轻浮，辛温行散，专行无形之滞气而理气宽中，利水消肿。如此配伍，枳壳性寒，善治上、中焦之滞；大腹皮性温，善治中、下焦之气滞，一寒一温，一上一下，相互促进，达到行气消胀、利水消肿之目的。临床多用于腹胀大如鼓、腹水或湿热夹滞者，可使行气消胀、利水消肿、祛滞除满的力量增强。

3 山药与白扁豆

山药味甘，性平，不燥不腻，入肺、脾、肾经，具有健脾补肺、益胃补肾、固肾益精、聪耳明目、助五脏、强筋骨、长志安神、延年益寿的功效，用于脾胃虚弱，饮食减少、便溏腹泻；妇女脾虚带下；肺虚久咳咽干；肾虚遗精。白扁豆，味甘，性温，入脾、胃经，本品甘温和缓，补脾和胃而不滞腻，清暑化湿而不燥烈，为和中健脾、清暑化湿、利尿止泻之品，用于治疗脾胃虚弱，饮食减少、便溏腹泻、妇女带下，以及暑热头痛、恶寒烦躁、口渴欲饮、心腹疼痛、呕吐腹泻等暑湿之症。

山药味甘，性平，健脾止泻，养肺益阴，益肾固精，养阴生津；白扁豆味甘，性温，清暑化湿，补脾止泻，解毒和中。山药偏于补脾益阴，白扁豆善于和中化湿。两药伍用，健脾化湿、和中止泻益彰。

4 白术与苍术

苍术健脾平胃，燥湿化浊，升阳散郁，祛风湿；白术补脾燥湿，益气生血，和中安胎。

苍术苦温辛烈，燥湿力胜，散多于补，偏于平胃燥湿；白术甘温性缓，健脾力强，补多于散，善于补脾益气，止汗。两药伍用可达补脾益气以泄湿浊之有余，燥湿运脾以补脾气之不足。两药伍用，一散一补，一胃一脾，则中焦得健，脾胃纳运如常，水湿得以运化，不能聚而为患，人则康复无恙。多用于纳差、食后腹胀、脘闷呕恶、四肢乏力、舌苔厚腻者。

5 白术与茯苓

毕老用茯苓多书云苓。其味甘，性平，入心、肺、脾、胃、肾经。本品甘淡而平，甘则能补、淡则能渗，既能扶正，又能祛邪，功专益心脾、利水湿，且补而不峻、利而不猛，故为健脾渗湿之要药。用于治疗脾虚运化失常、水湿内蕴，症见食少脘闷、便溏泄泻，或痰饮停滞、咳逆胸闷，或小便不利、水肿等；还能宁心安神，用于治疗心悸、失眠等症。白术甘温补中，补脾燥湿，益气生血，和中消滞，固表止汗；茯苓甘淡渗利，健脾补中，利水渗湿，宁心安神。白术以健脾燥湿为主；茯苓以利水渗湿为要。两药伍用，一健一渗，水湿则有出路，故脾可健、湿可除、肿可消、饮可化，诸恙悉除。茯苓、白术伍用，名曰茯苓汤，出自《万居集》，功效健脾固摄，降火止遗。张元素《医学启源》亦以茯苓、白术为君治疗水泻。

6 半夏与竹茹

竹茹味甘，性微寒，入肺、胃、胆经。本品味甘而淡，气寒而滑，既能清肺燥、清化痰热、清热除烦，用于治疗肺热咳嗽、咳痰黄稠，以及痰火内扰、心烦不安、失眠等症；又能清胃热、止呕吐，用于治疗胃热呕吐，表现为口有臭气、喜寒畏热、呕出酸苦物、舌苔黄腻。半夏降逆止呕，燥湿化痰，消痞除满；竹茹清热止呕，下气消痰。半夏性温偏热，善化湿痰而止呕；竹茹性偏于凉，长于清利热痰而止呕。两药参合，一热一寒，相互为用，健脾燥湿、和胃止呕力彰。

7 当归与肉苁蓉

当归质润多油，故功专养血润燥、滑肠通便，用于治疗血虚便秘等症。肉苁蓉又名淡大芸，味咸、甘，性温，入肾、大肠经。本品色黑体润，既能入肾经血分，补肾阳、助相火、益精血、强筋骨，用于治疗肾虚阳痿、遗精早泄、女子不孕，以及肝肾不足所引起的筋骨痿软、腰膝冷痛等症；又能滋阴润燥、滑肠通便，用于治疗老年虚弱及病后、产后血虚，或津液不足、肠燥便秘等症。当归质润多油，养血润燥，滑肠通便；肉苁蓉温而不燥，补而不峻，偏于温润，滋肾润燥，滑肠通便。两药伍用，相互促进，养血润燥、滑肠通便的力量增强。

当归、肉苁蓉伍用，即遵《内经》"肾苦燥，急食辛以润之"之义，为温热病后期，津枯肠燥，无力送下大便而设。

8 黄芩与槟榔

槟榔用量有讲究，使用 8g 即有通便之功，使用 7g 仅有通滞之力。黄芩味苦，性寒，归肺、胆、脾、胃、大肠、小肠经，功能泄肺火，肺与大肠相表里，清泻肺火，用提壶揭盖之力，通泄大便。槟榔味苦、辛，性温，归胃、大肠经，有破积，降气行滞之功。两药相配，一泻一通，一温一寒，共奏通便之功。

治疗脑病用药对经验

毕老临证多年，善于根据不同的病机和临床症状选用一些药对，临床效果佳，现介绍毕老治疗脑病之药对。

1 何首乌与白蒺藜

何首乌，味苦、涩，性微温。制熟其味兼甘，入肝、肾经。它的根入土最深，其藤蔓延，极多且长，入夜交缠，含至阴之气，所以专入于肾以补养真阴、益精填髓，用于治疗肝肾两虚、精血不足所引起的头昏眼花、耳鸣重听、失眠健忘、须发早白、腰膝酸软、梦遗滑精及妇女产后带下等症。另外，也可用于治疗疟疾久发不止、气血虚弱等症。

白蒺藜又名刺蒺藜，味苦、辛，性平，入肝经。本品质轻色白，可升可降，可散可补。它既可宣散肝经风邪，以祛风明目、除风止痒，用于治疗风热为患，以致目赤多泪、头目疼痛，以及风疹瘙痒、白癜风等；又能平肝息风、疏肝解郁，用于治疗肝经风邪上扰，以致头晕、目眩、头痛等症（高血压，证属肝阳上亢者也可使用），也可用于肝气郁结所引起的胸胁不舒、乳闭不通、乳房胀痛等症。另外，它还有行血祛瘀之功，可用于癥瘕积聚（肝脾肿大可用）及冠心病心绞痛。

何首乌不寒不燥，养血益肝，固精益肾，健筋骨，乌须发，为滋补良药；白蒺藜性升而散，专走头目而祛风明目，通络止痛。何首乌善补以守为主，白蒺藜辛散温通，以走为要。两药合用，一守一走，相互制约，相互为用，益肾平肝，散风热、止疼痛益彰。

何首乌入药有生何首乌、制何首乌之分。前者润肠，解疮毒；后者补肝肾，益精血，壮筋骨。毕老临证用药习取制何首乌，意即消其滑肠之弊，增强补益之功。

2 百合与知母

百合味甘，性微寒，入心、肺经。本品气味稍缓，甘中有收，既能清心肺之余热，而敛气养心、安神定魄，用于治疗热性病后余热未尽所引起的神思恍惚、烦躁失眠、莫名所苦的"百合病"；又能润肺止咳，用于治疗肺燥咳嗽，或肺虚久咳，或阴虚久咳、痰中带血等症。知母味苦、甘，性寒，入肺、胃、肾经。《神农本草经》言："主消渴热中，除邪气肢体浮肿，下水，补不足，益气。"善清热泻火，生津润燥。百合宁心安神，润肺止咳；知母清热泻火，滋阴润燥。百合甘寒清润而不腻，知母甘寒降火而不燥。百合偏于补，知母偏于泻。两药伍用，一润一清，一补一泻，共奏润肺清热、宁心安神之效。

百合、知母伍用，名曰百合知母汤，出自《金匮要略》。治百合病误汗后，津液受伤、虚热加重、心烦口渴者。

3 龙骨与牡蛎

龙骨质体重坠，为化石之属，功专平肝潜阳，镇静安神，敛汗固精，止血涩肠，生肌敛疮；牡蛎质体沉重，为贝壳之类，功擅敛阴潜阳，涩精，止汗，止带，化痰，软坚。两药伍用，相互促进，益阴潜阳，镇静安神，软坚散结，涩精，止血、止带之力增强。盖龙骨益阴之中能潜上越之浮阳，牡蛎益阴之中能摄下陷之沉阳，故张仲景常取此两药配伍应用。

4 远志与石菖蒲

远志芳香清冽，辛温行散，宁心安神，散郁化痰；石菖蒲辛散温通，利气通窍，辟浊化湿，理气化痰，活血止痛。远志通于肾交于心，石菖蒲开窍启闭宁神。两药伍用，益肾健脑聪智，开窍启闭宁神之力增强。远志、石菖蒲伍用，名曰远志汤，出自《圣济总录》，以治久心痛。《备急千金要方》加入龟板、龙骨，名孔圣枕中丹，用于治疗心血虚弱，精神恍惚，心神不安，健忘，失眠等症。毕老体会，凡属神经衰弱，眠差、记忆力减退者确有实效。对于情志不遂，以致表情淡漠，甚或痴呆、失眠、不安等症者，常与温胆汤合用，多收良效。

5 白术与泽泻

白术与泽泻用量比例为白术 30g、泽泻 30g。白术、泽泻药对出自《金匮要略·痰饮咳嗽病脉证并治》之泽泻汤，"病痰饮者，当以温药和之……心下有支饮，其人苦冒眩，泽泻汤主之。"其方："泽泻五两，白术二两，以水二升，煮取一升，分温再服。"《类聚方广义》言泽泻汤："支饮眩冒症，其剧者，昏昏摇摇，如居暗室，如居舟中，如步雾里，如升空中，居屋床褥，如回转而走，虽瞑目敛神，亦复然，非此方不能治。"指明本方所用范围为痰饮阻闭清窍所致的眩晕。毕老用泽泻汤治耳鸣，将泽泻、白术的比例由 5∶2 调为 1∶1，其用意无非强调脾胃后天，从病机演变治疗此证。泽泻生于水中，性寒，为阴药，其性向下，白术生于陆上，性温，为阳药，其性向上，一阴一阳，两药共用，则使阴阳相和，气机升降得顺，升清降浊之枢纽开合。毕老将泽泻、白术的比例由 5∶2 调为 1∶1，增加白术的用量，重在健脾燥湿，补益后天，使气血生化有源，病得以治。

用风药经验

　　毕老临证善用升阳益胃汤、补中益气汤，临证组方之中也善于随症加减，风药运用占其组方一半左右，现归纳、揣析毕老风药运用之意。

　　风药，有的著作也称风燥升阳药，是一类具有升发、疏散特性的药物，如升麻、柴胡、羌活、防风、藁本、葛根、川芎、独活、白芷、荆芥等。这类药物大多味辛、苦或甘，性温或平，入胃、膀胱、肺、肝经，发挥祛风、解热、升散、止痛等功效。历代医家之中尤推金元李东垣运用风药最为如神，吾师善用风药，恐因其毕业于贵阳中医学院，尚《脾胃论》之说有关，浅析如下。

1　羌活、独活

　　羌活味辛、苦，性温，入膀胱、肝、肾经，功效祛风胜湿，助阳通经。羌活味薄气清，功专上升，有助阳发表之功。凡脾胃虚弱，清阳下陷，又风湿之邪侵入足太阳膀胱经，游行于头身而发病，均可用羌活。独活多与羌活相须为伍，其可祛风湿之邪，但气浊下行，入肾经，故以治下焦伏风留湿为主。如吾师在升阳益胃汤中配用独活以治湿邪留滞；在升阳散火汤中配用独活以治火郁于内等均是如此。独活、羌活与升麻、柴胡为伍，相须为用，升阳与祛风胜湿之力更强。羌活常用剂量为15g，独活常用剂量为20g。

2　防风

　　防风味甘，性微温，入膀胱、脾、胃、肝经，功效散风除湿，助阳引经。凡诸虚不足，易受风邪侵袭而为病，防风与补气养血药、温中健脾药相配用，一则诸虚不足，多兼风邪，风药之用，意在祛风散邪，如吾师用升阳益胃汤合苍耳子汤治疗鼻衄；二则风药与养血药同用，使祛风不致太过，养血不致呆滞，寓补中有散之意。防风"具有辛润和风之能"。防风不似他药之燥性可畏，既可治外风，又能治内风。外则入太阳经祛散风邪，内则入脾胃以消除湿阻气滞。肝郁所致的腹中胀气、肝旺脾弱所致的腹痛泄泻用防风，亦可取效。如东垣说："若补胃，非此引用不能行。"如吾师治疗湿邪困脾之泄泻，防风作为引药不可或缺。防风常用剂量为15g。

3　升麻、柴胡

　　毕老临证组方，还擅用升麻、柴胡，可见于其处方补中益气汤中。升麻是足阳明胃经之引经药，可升发脾胃之清阳；柴胡为足少阳胆经之引经药，可升发少阳春生之气，而胆气能否升发，对脾胃升降功能影响甚大。如李东垣言："胆者，少阳春生之气，春气升则万化安也，故胆气春升，则余脏从之；胆气不升，则飧泄、肠澼不一而起。"故"胃中清气在下，必加升麻、柴胡以引之""升麻，此足阳明胃、足太阴脾经行经药也。若补脾胃，非此药为引用，行其本经，不能补此二经""柴胡，除虚劳、寒热，解肌热，去早晨潮热，此少阳厥阴行经药也。妇人产前、产后须用之药。擅除本经头痛；若本经病，非他药能止也。治心下痞，胸胁痛，神药也"。

毕老较多使用升麻、柴胡、羌活、防风、独活等药。纵观老师经验，其尤为重视脾胃升发以滋养元气，正如"元气充足皆由脾胃之气无所伤而后能滋养元气"。故在治疗内伤脾胃病和其他杂病时，制方遣药注重配伍风药以助生长、升发之用。以风药天然具有的升发、向上、向外之特性，利用配伍组方达到升阳、胜湿、散火、疏肝、引经等功效，而实现祛除病邪、消除病因、纠正机体阴阳偏盛偏衰，恢复脏腑功能协调的目的。

第四部分　临　床　医　案

乳 癖 案

欧某，女，30岁，干部。双侧乳房包块伴胀痛3个月。舌淡红，苔薄白，脉弦细。曾就诊于市内某三甲医院，行彩超检查，提示双侧乳腺小叶增生，服用多种中成药无效。毕老治以疏肝理气，活血止痛，3个月而痊愈。

主诉：双侧乳房包块伴胀痛3个月。患者3个月前无明显诱因出现双侧乳房胀痛，可扪及包块，遂至某医院就诊，行乳房彩超检查，提示双侧乳腺小叶增生，有多个小肿块，最大值为2.0cm×1.5cm，并伴有双侧腋窝淋巴结肿大。服用多种中成药治疗后，效果不明显，遂至毕老处就诊。

初诊（2013年6月24日）：时症见痛苦面容，少气懒言，爱发脾气，乳房胀痛，夜间睡眠差，心烦易怒，纳可，大小便可。诊其舌淡红，苔薄白，脉弦细。此乃肝气郁结，气滞血瘀。故治当疏肝理气，活血止痛。方拟当归川芎散加减治之。

当归15g　川芎15g　青皮30g　陈皮15g　橘络20g　丝瓜络20g　三棱15g　莪术15g　桃仁15g　红花15g　柴胡15g　香附30g　郁金20g　木香15g　王不留行20g　夏枯草20g　甘草6g

3剂，水煎3次，和匀，分3次服，日服1剂。忌辛辣刺激之品。

二诊：患者乳房胀痛症状有所改善，仍感乳胀明显，时有乳痛剧烈，患者精神尚佳，眠可，纳可，二便可，舌红，苔薄白，脉弦细。此为药效当至，不进为佳，守方如前，法当继续疏肝理气，活血化瘀止痛，但减疏通之药，复以上方减王不留行，加延胡索20g。6剂，煎服法如前。

三诊：患者服用6剂后，乳房胀痛有所缓解，眠可，纳可，大便可，爱发脾气症状有所缓解，小便短赤，舌淡红，苔薄白，脉弦。以二诊方减郁金、木香，加白芍20g。避开经期服用。后患者多次复诊，均以前方加减治疗，其症状逐渐缓解，连续服药3月余，后诸症消失。后患者到某医院复查彩超，提示双侧乳房未见明显异常。

按　此案患者为年轻女性，性格多愁善感，长期抑郁，以致肝气郁结，肝郁气滞可以及血，久则引起血行不畅而瘀血停留，乳腺系肝经分布，不通则痛，而成乳痛。治以疏肝理气，活血化瘀止痛。方中当归、川芎活血化瘀；青皮、陈皮肝脾同治，疏理气机；加用橘络、丝瓜络宽胸搜络止痛；加用柴胡、香附疏肝理气，并重用青皮加强理气之功；同时加用活血化瘀，理气止痛的桃仁、红花，以及软坚散结的三棱、莪术等药物治疗，避开患者经期服用，共奏疏肝理气、活血通络、化瘀止痛之效。

心 悸 案

杨某，女，90岁。患者经常出现心慌，胸闷，自感胸口发冷，恶寒发热，全身乏力，不思饮食，大便干，3日一次，睡眠质量差，易惊醒。舌红，苔黄厚，脉结代。此谓脾胃虚弱，气血生化无源，气虚则不能推动全身血液正常运行，心无所养则出现心慌时常发作，胸闷不舒。脾气虚弱则不能运化水谷精微，不能助胃消化食物，故出现不思饮食。胃之腑气不降，则大肠传导功能失常，故出现大便干，3日一次。故借用升阳益胃汤益气健脾，升举阳气，使脾气健运，则心有所养。加鸡内金、谷芽消食健脾；槟榔、火麻仁等通腑气润肠通便。共达到补益脾胃，养心的功效。

初诊（2017年8月23日）：患者出现阵发性心慌，胸闷，自感胸口发冷，恶寒发热，全身乏力，不思饮食，大便干，3日一次，睡眠质量差，易惊醒。舌红，苔黄厚，脉结代。曾多次在我院做心电图检查提示心房颤动；不完全右束支传导阻滞。给予改善心功能的药物后，患者仍出现阵发性心慌，心前区憋闷感。此乃脾胃虚弱，气血生化无源，气虚则不能推动全身血液正常运行，心无所养则出现心慌时常发作，胸闷不舒。脾气虚弱则不能运化水谷精微，不能助胃消化食物，故出现不思饮食。胃之腑气不降，则大肠传导功能失常，故出现大便干，3日一次。拟用升阳益胃汤加味。

太子参20g　白术15g　黄芪30g　黄连6g　法半夏15g　陈皮15g　茯苓20g　防风15g 羌活15g　独活20g　威灵仙20g　葛根20g　柴胡15g　白芍20g　黄芩15g　谷芽30g　鸡内金20g　槟榔7g　火麻仁20g　炙甘草6g

3剂，每日1剂，慢火煎取300ml，分3次服。

二诊（2017年8月25日）：服药后，患者诉恶寒发热稍有好转，但仍感心慌，口干，胃胀不适，打嗝，不欲纳食，睡眠差，双腿乏力，大便仍干，2日一次。舌淡，苔白，脉结代。此乃脾气虚弱，不能推动血液正常运行而营养心脏，心无所养则出现心慌时常发作，胸闷不舒，脉结代。脾气虚弱则不能运化水谷精微，不能助胃消化食物，故出现不思饮食。胃之腑气不降，则大肠传导功能失常，故出现大便干，2日一次。仍给予健运脾胃为主治疗，拟升阳益胃汤加减。

党参20g　白术15g　黄芪30g　黄连5g　法半夏15g　陈皮15g　茯苓20g　神曲20g 鸡内金20g　防风15g　羌活15g　独活20g　威灵仙20g　葛根20g　柴胡15g　白芍20g 黄芩15g　砂仁10g（后下）　火麻仁20g　炙甘草6g

3剂，每日1剂，慢火煎取300ml，分3次服。

三诊（2017年8月30日）：服药后，患者恶寒发热症状已消失，现感胸中烦热，阵发性心慌，胸闷缓解不明显。咳嗽无痰，不易入睡，尿灼热，大便坠胀，每日1次。舌红，苔白，脉结代。此乃脾气虚弱，不能推动血液正常运行而营养心脏，心无所养则出现心慌时常发作，气结于胸中则出现胸闷不舒，脉结代。脾气虚弱则不能运化水谷精微，不能助胃消化食物，故出现不思饮食。气虚不能推动大肠的正常生理功能，胃之腑气不降，则大肠传导功能失常，故出现大便坠胀。仍以健运脾胃，宽胸理气，利尿为主治疗，拟升阳益胃汤加减。

太子参20g　白术15g　黄芪30g　黄连6g　法半夏15g　陈皮15g　砂仁10g　神曲20g 鸡内金20g　丹参30g　瓜蒌皮15g　丝瓜络20g　柴胡15g　黄芩15g　防风15g　羌活15g 黄柏20g　秦艽20g　金钱草30g　炙甘草6g

3剂，每日1剂，慢火煎取300ml，分3次服。

四诊（2017年9月4日）：服药后，患者感阵发性心慌缓解，胸闷有所好转，纳食稍增加，但仍感觉小便有灼热感，大便恢复正常。舌红，苔白，脉结代。此乃脾气虚弱，心失所养而致，故仍以健运脾胃，宽胸理气，利尿通淋为主，拟升阳益胃汤加减。

太子参20g　白术15g　黄芪30g　黄连6g　砂仁10g　神曲20g　鸡内金20g　丹参30g 瓜蒌皮15g　丝瓜络20g　柴胡15g　黄芩15g　防风15g　羌活15g　黄柏20g　秦艽20g 败酱草20g　金钱草30g　威灵仙20g　炙甘草6g

3 剂，每日 1 剂，慢火煎取 300ml，分 3 次服。

按 本案所患心悸，起病缓慢，病久脾胃虚弱，气血生化无源，气虚则不能推动全身血液正常运行，心失所养则出现心慌时常发作，气结于胸则出现胸闷不舒。脾气虚弱则不能运化水谷精微，不能助胃消化食物，故出现不思饮食。胃之腑气不降，则大肠传导功能失常，故出现大便干，3 日一次。故在治疗上用升阳益胃汤升举脾胃阳气，助脾健运，使脾气充足推动血脉运行濡养心脏，心得气血滋养则心悸等症自除。毕老认为脾主运化而为气血生化之源，气血旺盛则人体五脏六腑、四肢百骸得以充养，以维持正常的生理功能。临床上特别是慢性疾患，尤要重视脾胃的运化功能。脾胃健运，生化之源正常，人体健康就有保障，往往会事半功倍。

便 秘 案

喻某，女，83 岁。患者经常出现上腹部胀痛，纳食差，呃逆，稍反酸，不思饮食，大便干燥，2～3 日一次。夜间入睡尚可，舌淡，苔白，脉沉细。此谓脾胃阳气虚弱，升举无力，运化无权，水谷不能正常运化，故借用补中益气汤益气健脾，加用谷芽、麦芽，健脾开胃，脾胃为气血生化之源，脾气充足则气血旺盛，共达到补益脾胃，补益气血的功效。

初诊（9 月 1 日）：患者经常出现上腹部胀痛，纳食差，呃逆，稍反酸，不思饮食，大便干燥，2～3 日一次。夜间入睡尚可，舌淡，苔白，脉沉细。曾在某医院做过结肠镜检查提示未见异常。此乃脾胃阳气虚弱，升举无力，不能正常运化，不能上输水谷精微物质，下不能正常传导糟粕物质到大肠，导致大便干燥，2～3 日一次。拟用补中益气汤加味。

太子参 20g　白术 15g　黄芪 30g　当归 20g　升麻 15g　柴胡 15g　法半夏 15g　陈皮 15g　谷芽 30g　麦芽 30g　蒲公英 20g　刺猬皮 15g　马齿苋 20g　莲子肉 20g　槟榔 7g　炙甘草 6g

3 剂，每日 1 剂，慢火煎取 300ml，分 3 次服。

二诊（9 月 4 日）：服药后患者感上腹部胀痛好转，纳食稍增加，大便稍好转，有坠胀感，能自行解出，但出现尿频尿不尽感，睡眠好。舌红，苔稍黄，脉细。考虑患者脾胃阳气亏虚，运化不利，导致食阻中焦，出现腹胀。久病致肾的气化功能不利，膀胱气化失职，出现尿频尿不尽感，故在补中益气汤的基础上加用车前子、琥珀及金钱草助肾化气，利尿。

太子参 20g　白术 15g　黄芪 30g　当归 20g　升麻 15g　柴胡 15g　牛蒡子 15g　杏仁 15g　桔梗 15g　神曲 20g　谷芽 20g　鸡内金 20g　刺猬皮 15g　车前子 20g　琥珀 10g　金钱草 20g　炙甘草 6g

3 剂，每日 1 剂，慢火煎取 300ml，分 3 次服。

三诊（9 月 8 日）：服药后，患者感上腹部疼痛有所减轻，纳食量增加，夜尿多，天气变化受凉后患者又出现咳嗽，痰少，怕冷，舌红，苔黄厚，脉细，大便基本正常，每日 1 次。此乃由脾胃虚弱导致运化不利，气血生化无源，湿困中焦。脾虚不能固表，导致外邪侵入，肺失宣发肃降，出现咳嗽，痰少。拟用升阳益胃汤加减治疗。

党参 30g　白术 15g　黄芪 30g　黄连 5g　白豆蔻 10g（后下）藿香 15g　神曲 20g　鸡内金 20g　防风 15g　羌活 15g　独活 20g　威灵仙 20g　桔梗 15g　杏仁 15g　僵蚕 15g　桑螵蛸 20g　补骨脂 20g　金樱子 20g　车前子 20g　炙甘草 6g

5 剂，每日 1 剂，慢火煎取 300ml，分 3 次服。

四诊（9 月 13 日）：服药后，患者感咳嗽好转，但纳食减少，稍反酸，上腹部胀满好转，夜尿次数仍多，大便每日 1 次。舌红，苔微黄，脉细。考虑患者仍属于脾气虚弱，运化不利，导致水谷精微不化，脾胃为后天之本，脾虚则出现消化不良，饮食摄入后脾虚不能腐熟水谷则出现腹部胀满。老年人肾气虚，肾气化不利则出现尿频，拟用升阳益气汤加减治疗。

党参 30g　白术 15g　黄芪 30g　黄连 5g　法半夏 15g　陈皮 15g　神曲 20g　鸡内金 20g　防风 15g　羌活 15g　独活 20g　柴胡 15g　桑螵蛸 10g　补骨脂 20g　益智仁 15g　五味子 15g　炙甘草 6g

5 剂，每日 1 剂，慢火煎取 300ml，分 3 次服。

按 本案所患系久病导致脾胃虚弱，脾胃为后天之本、气血生化之源，脾虚则不能正常运化水谷及精微物质，则气血生化无源，食阻中焦则出现腹部胀满，不能分清泌浊，肠道气滞则导致便秘，肛门坠胀感。故治疗上对本患者先用补中益气汤健脾胃助运化，升清阳，使脾胃功能得以恢复后，能泌别清浊，气机调畅则便秘缓解，气血充足。再加用补中益气汤加强补益中气的作用，使脾气得升，诸症自解。毕老认为取补中益气汤加味，治疗脾胃虚弱，运化无权，传导不力，致便秘者，以年老无力排便，糟粕不化，结于肠道，非热结，非无水行舟，是脾虚失运者所用，借黄芩清肺泄大肠之热，槟榔导滞之行，则便秘自愈。

胃 痛 案

李某，女，31 岁。患者经常出现间歇性上腹部胀痛，纳食差，食后欲吐，舌红，苔白厚，脉细。至毕老师处就诊，老师临证，服药 25 剂疗效显著。

主诉：患者经常出现间歇性上腹部胀痛，食后胀痛稍有减轻，纳食差，食后欲吐，无呃逆及反酸等症状，二便正常。在某医院查胃镜示慢性胃窦炎。给予保护胃黏膜药物口服 1 周无明显疗效，即到毕老处就诊。

初诊（9 月 4 日）：患者上腹部胀痛，按之痛减，食后稍舒，纳食差，食后欲吐，无呃逆及反酸等症状，二便正常，夜寐不宁。舌质红，苔白厚，脉沉细。此为中气下陷，脾胃虚弱所致，治当补益中气，健运脾胃，方拟归脾汤合补中益气汤加味。

党参 30g　白术 15g　黄芪 30g　当归 20g　酸枣仁 20g　炙远志 1g　木香 15g　茯神 20g　五味子 15g　升麻 12g　柴胡 12g　砂仁 10g　黄连 5g　神曲 20g　鸡内金 20g　山楂 20g　紫苏叶 15g　炙甘草 6g

3 剂，慢火煎取 200ml，水煎 3 次，和匀，分 3 次口服，日服 1 剂。

二诊（9 月 8 日）：患者服用 3 剂后感上腹部胀痛有所缓解，但仍诉纳差，食后反胃，干呕，睡眠有所改善，二便正常，舌红，苔白，脉细。此乃气血不足，脾胃虚弱，不能正常消化及腐熟水谷，脾失健运，胃失受纳，故食入即出现反胃。方拟用归脾汤合香砂六君子汤加减治疗。

人参 20g　白术 15g　黄芪 30g　当归 20g　酸枣仁 20g　炙远志 15g　五味子 15g　青龙齿 20g　砂仁 10g　木香 15g　苏叶 15g　法半夏 15g　陈皮 15g　鸡内金 20g　山楂 20g　麦芽 30g　黄连 5g　茯苓 15g　炙甘草 6g

3 剂，慢火煎取 200ml，水煎 3 次，和匀，分 3 次口服，日服 1 剂。

三诊（9月13日）：患者服药后感上腹部疼痛缓解，纳食有所增加，反胃好转，二便正常，舌红，苔白稍厚，脉细。患者服上方有效，故仍拟用香砂六君子汤加减治疗。

人参20g　白术15g　法半夏15g　陈皮15g　茯苓20g　砂仁10g　木香15g　神曲20g　鸡内金20g　山楂20g　苏叶15g　延胡索20g　佛手片20g　蒲公英20g　炙甘草6g

3剂，慢火煎取200ml，水煎3次，和匀，分3次口服，日服1剂。

此后患者又多次在毕老处就诊，均给予香砂六君子汤加减治疗，患者上述症状均好转，疗效显著。

按　脾胃为后天之本，脾胃虚弱则导致中气生成不足，脾阳不升则中气不升，中气下陷也直接导致脾胃的运化功能减弱，脾不运化水谷精微，胃不受纳则出现上腹部胀满疼痛，食后反胃干呕。胃不和则卧不安。毕老以香砂六君子汤为主方加减治疗，方中以四君子汤为健运脾胃的基础方，加用木香和砂仁理气健脾；鸡内金、神曲等健胃消食；酸枣仁、五味子、炙远志等养血安神，共奏补益气血，健运脾胃，养心安神之效。毕老认为本案胃痛，为上腹阵发性疼痛、胀痛，得食后胀痛稍有减轻，纳差，食后欲吐，应有神倦、少气。证属中气不足，脾虚失运，胃气不和之证。方用归脾汤合补中益气健脾之剂得以缓解。虽然有"胃不和则卧不安"之说，但亦有睡眠不佳以致胃气不和之实，故用归脾汤宁心安神，起到和胃止痛之效。

阳　痿　案

李某，男，34岁，自由职业。阳事不举1个月，舌红，苔白腻，脉弦细无力。诊断为阳痿，证属肾阳亏虚，气血脉络不和，宗筋失养。毕老临证治以温补肾阳、活血通络之法，予以右归丸加减治之，其效佳。

主诉：阳事不举1个月。患者1个月前无明显诱因出现阳事不举，举而不坚，早泄，有手淫史，为求中医治疗，至毕老处就诊。

初诊（2017年9月6日）：时症见精神萎靡，面色无华，觉得阴茎勃起力度不足，完成性交的时间短，而现在阴茎几乎无勃起，连夜间或早晨起床前的自发勃起也很少有，早泄，伴有眩晕，耳鸣，面色无华，腰膝酸软，夜寐多梦，时感肢体麻木，纳一般，小便黄，大便可。舌质淡，苔白腻，脉弦细无力。此为阳痿，乃肾气亏虚，气血经络不和，宗筋失养，而成阳痿。法当温补肾阳、活血通络，以右归丸加减治之。

熟地黄20g　山茱萸15g　怀山药30g　当归20g　白芍20g　全蝎6g　蜈蚣2条　鸡血藤30g　仙茅20g　淫羊藿20g　肉苁蓉20g　巴戟天20g　人参20g　覆盆子20g　枸杞子20g　蛇床子15g　韭菜子15g　阳起石30g

3剂，水煎3次，和匀，分3次服，日服1剂。

二诊：服用3剂后患者感觉房事略有起色，精神佳，胃口佳，舌红，苔薄白，脉弦细。此乃有效，效不更方。故仍以上方加减治之。

熟地黄20g　山茱萸15g　怀山药30g　当归20g　白芍20g　全蝎6g　蜈蚣2条　鸡血藤30g　仙茅20g　淫羊藿20g　肉苁蓉20g　巴戟天20g　人参20g　覆盆子20g　枸杞子20g　蛇床子15g　韭菜子15g　阳起石30g

6剂，水煎3次，和匀，分3次服，日服1剂。

三诊：服药后患者自觉阳痿症状缓解，精神佳，腰膝酸软缓解，面色红润，精神佳，眩晕、耳鸣消失。舌淡红，苔薄白。再以右归丸加减巩固治之。

熟地黄 20g　山茱萸 15g　怀山药 30g　当归 20g　白芍 20g　全蝎 6g　蜈蚣 2 条鸡　血藤 30g　仙茅 20g　淫羊藿 20g　肉苁蓉 20g　巴戟天 20g　党参 20g　枸杞子 20g　蛇床子 15g　韭菜子 15g　阳起石 30g

6 剂，水煎 3 次，和匀，分 3 次服，日服 1 剂。

四诊：服药后患者阳痿症状缓解，精神佳，无腰膝酸软，面色红润，精神佳。舌淡红，苔薄白。再以右归丸加减巩固治之。

熟地黄 20g　山茱萸 15g　怀山药 30g　当归 20g　白芍 20g　全蝎 6g　蜈蚣 2 条鸡　血藤 30g　仙茅 20g　淫羊藿 20g　肉苁蓉 20g　巴戟天 20g　党参 20g　枸杞子 20g　蛇床子 15g　韭菜子 15g　阳起石 30g

按　阳痿多因先天禀赋不足，后天房事过度，或手淫，长期精神紧张，思虑过度，情志郁结，伤及肝脾，或以酒为浆，过食辛辣及膏粱厚味，湿聚化热，湿热下注，阻遏阳道，致阳气不布，宗筋弛纵，导致阳痿。本病涉及肾、肝、脾、胃等脏腑。如《类证治裁》云："或先天禀弱，或后天食少，亦有湿热下注，宗筋弛纵而致阳痿者……伤色欲者，须辨水衰火衰，水衰者真阴亏乏……火衰者精气虚冷。"《景岳全书》则云："但火衰者十居七八，火盛者仅有之耳……忧思太过……惊恐不释者亦致阳痿。"说明阳痿致因甚多，且阳虚居多。辨证首先辨阳痿的寒热、虚实，在何脏、何腑。

此案患者有手淫史，以致精气虚损，命门火衰，肾阳衰微，见面色无华、腰膝酸软、夜寐多梦，此为肾阳亏虚之兆；患者时感肢体麻木，阴器为宗筋之汇，气血脉络失和，不能疏通血气而畅达前阴，则宗筋所聚无能，发为阳痿。毕老以右归丸打底，治疗阳痿方药对证。

方中以熟地黄、山茱萸、怀山药，"三补"为基础，补肾的力量专一，熟地黄味甘，性微温，补血滋阴；山茱萸味酸、苦，性微温，补益肝肾；怀山药味甘，性平，补脾肺、滋肾阴；人参、当归益气补血；巴戟天、肉苁蓉、淫羊藿、覆盆子、枸杞子补肾填精；阳起石、淫羊藿、蛇床子、韭菜子壮肾兴阳，振奋肾气；蜈蚣、全蝎通络走窜兴阳之道，鸡血藤活络宗筋气血，此方配伍精妙之处在于除用大队补肾阳、助命火之药外，还配伍一些滋阴补肾之品，因为"善补阳者，必于阴中求阳，则阳得阴助而生化无穷；善补阴者，必于阳中求阴，则阴待阳升而源泉不竭"。是方配伍精当妙化无穷。毕老的经验，鸡血藤配全蝎、蜈蚣，韭菜子配蛇床子，是治疗阳痿的重要药对。

毕老认为阳痿多由于恣情纵欲，频犯手淫，导致精气虚损，命门火衰，或由于思虑、惊恐伤及心、脾、肾而成，亦可因肝失疏泄，湿热下注，宗筋弛纵所致。其辨证当先根据病因病机，分清脏腑虚实，再根据舌苔、脉象辨别有火、无火。虚证当补，实证当泻，有火宜清，无火宜温。命门火衰者，治宜温补下元；心脾受损者，治宜补益心脾；惊恐伤肾者，治宜益肾宁神；肝郁不舒者，治宜疏肝解郁；湿热下注者，治宜清化湿热。

呃 逆 案

朱某，男，49 岁。打嗝 1 周，气急咽梗，气积于胸中，纳食尚可，大便先干后稀，每日 2 次。耳鸣，声音低钝。舌红，苔白，脉沉。至毕老处就诊，老师临证，服药 12 剂疗效显著。

主诉：患者打嗝 1 周，气急咽梗，气积于胸中，上腹部胀满，纳食尚可，大便先干后稀，每日 2 次。耳鸣，声音低钝。舌红，苔白，脉弦。在家服用胃药后无明显缓解，即到毕老处就诊。

初诊（2017 年 9 月 11 日）：患者打嗝 1 周，气急咽梗，气积于胸中，上腹部胀满，纳食尚可，大便先干后稀，每日 2 次。耳鸣，声音低钝。舌红苔白，脉沉。此为患者平素饮食不节，积滞难消，宿食不化，导致脾胃功能失调，脾不升清，胃不受纳和腐熟水谷，积于胃脘部，气血运行不畅，出现胃脘胀满，胃气上逆，膈肌痉挛，则出现打嗝，气急咽梗，气积于胸中，纳食尚可，大便先干后稀，每日 2 次。治当和胃健脾，活血化瘀，方拟血府逐瘀汤加减。

当归 15g　生地黄 20g　桃仁 15g　红花 15g　枳壳 15g　赤芍 20g　柴胡 15g　川芎 15g　桔梗 12g　川牛膝 20g　法半夏 18g　陈皮 15g　刺猬皮 15g　砂仁 10g　麦芽 30g　代赭石 30g（包煎）　蜈蚣 2 条（去头足）　全蝎 5g　蝉蜕 15g　炙甘草 6g

3 剂，慢火煎取 200ml，水煎 3 次，和匀，分 3 次口服，日服 1 剂。

二诊（2017 年 9 月 15 日）：患者服药后打嗝好转，但仍诉上腹部胀满，胸闷。纳食可，稍反酸。夜间睡眠可，二便正常。舌红，苔白，脉沉。此乃患者脾胃虚弱，运化无力，不能推动气血运行，导致脾胃气血瘀滞，积于胸中，则出现胸闷、打嗝等症，治当补益脾胃，宽胸理气，拟用香砂六君子汤合旋覆代赭汤加减治疗。

人参 20g　白术 15g　法半夏 15g　陈皮 15g　砂仁 10g　木香 15g　代赭石 20g（包煎）旋覆花 15g（包煎）　麦芽 30g　鸡内金 20g　当归 15g　川芎 15g　青皮 15g　杏仁 15g　橘络 15g　延胡索 20g　佛手片 20g　怀牛膝 20g　炙甘草 6g

3 剂，慢火煎取 200ml，水煎 3 次，和匀，分 3 次口服，日服 1 剂。

三诊（2017 年 9 月 20 日）：患者服药后诉打嗝已消失，但仍感左侧胸胀，呃逆，纳食稍增加，二便正常，舌红，苔白，脉沉。考虑患者脾胃气滞日久，肝气犯胃，治当健脾疏肝理气，方用当归川芎散加减治疗。

当归 15g　川芎 15g　青皮 15g　陈皮 15g　五味子 15g　杏仁 15g　法半夏 15g　茯苓 20g　瓜蒌皮 15g　薤白 15g　橘络 15g　丝瓜络 20g　旋覆花 20g（包煎）延胡索 20g　代赭石 20g（包煎）　炙甘草 6g

3 剂，慢火煎取 200ml，水煎 3 次，和匀，分 3 次口服，日服 1 剂。

此后患者又多次在毕老处就诊，均给予上方加减治疗，患者上述症状均好转，疗效显著。

按　"膈"始见于《内经》。《素问·阴阳别论》云："三阳结，谓之膈。"《素问·太阴阳明论》云："饮食不节，起居不时者，阴受之……阴受之则入五脏……入五脏，则膜满闭塞。"本病初起以标实为主，先见痰气交阻，病情发展则为瘀血内结；久病体质虚弱，脾胃素虚，内外之邪合而乘之，脾之清阳不升，胃之浊阴不降，致脾之升运不健，胃之纳降失常，胃气壅塞，窒塞不通而成胃脘部胀满。胃气不降反上逆则出现打呃、反酸等症状。毕老临证时，先以活血化瘀之方血府逐瘀汤为主方，配合理气健脾之药，使气血得运，脾胃得健。此后内结瘀血消失后，再重点给予补益脾胃的香砂六君子汤和宽胸理气的当归川芎散，益气健脾，疏肝理气。再根据症状随症配伍加减理气消滞之药物，使患者症状得以缓解，诸症自愈。

毕老认为呃逆，古名哕，总因饮食冷热不调，谷气与寒气并入于胃，气乱相并，逆而致呃。《灵枢·十二问》亦尝论之："必伏其所主，而先其所因。"审证求因，疗效捷如桴鼓。更有气滞血瘀，致胃气上逆者。余曾治一患者，饮食不节，损伤脾胃运化之机，呃声频频，昼夜不止，求治中西医药罔效，求治于余，记《医林改错》血府逐瘀汤的论治，毕老曾说多法不效，可选血府逐瘀汤，余用之 1 剂而愈，始信其说可信。

口 癣 案

彭某，女，57 岁。口内生白斑 3 个月。舌红，苔黄厚腻，脉弦滑。曾到某医院就诊，诊断为"口腔扁平苔藓"，给予肾上腺皮质激素喷雾剂治疗，效果差。毕老临证，断其证属湿热困阻中焦，予甘露消毒丹，3 个月痊愈。

主诉：口内生白斑 3 个月。患者 3 个月前口腔内出现白色斑点，感觉口中黏腻，至某医院就诊，诊断为"口腔扁平苔藓"，给予肾上腺皮质激素喷雾剂治疗，效果差。患者担心癌变，遂至毕老处就诊。

初诊（2017 年 9 月 11 日）：时症见口腔左右颊侧及舌旁散在粟粒大小的白色丘疹，与正常黏膜之间没有清晰的界限，舌痛，无触痛。感觉口中黏腻，食少，心下满闷。小便短赤，大便干燥，诊其舌质红，苔黄腻，脉浮而微弦。此乃湿热俱盛而又蕴蒸脾胃所致，法当利湿化浊，清热解毒，方拟甘露消毒丹加减治之。

白豆蔻 10g 藿香 15g 茵陈 20g 滑石 20g 木通 15g 石菖蒲 15g 黄芩 15g 连翘 20g 射干 15g 浙贝母 20g 薄荷 6g 生地黄 20g 黄连 5g 山栀子 15g 淡竹叶 20g 甘草 6g

3 剂，水煎 3 次，和匀，分 3 次服，日服 1 剂。

二诊：服用 3 剂后患者小便短赤情况改善，食量有增，心下满闷症状有改善。复以上方去山栀子、淡竹叶治之。

白豆蔻 10g 藿香 15g 茵陈 20g 滑石 20g 木通 15g 石菖蒲 15g 黄芩 15g 连翘 20g 射干 15g 浙贝母 20g 薄荷 6g 生地黄 20g 黄连 5g 甘草 6g

6 剂，水煎 3 次，和匀，分 3 次服，日服 1 剂。

三诊：患者舌痛症状消失，舌淡红，苔薄白，脉滑数。此乃药和，拟甘露消毒丹原方治之。

白豆蔻 10g 藿香 15g 茵陈 20g 滑石 20g 木通 15g 石菖蒲 15g 黄芩 15g 连翘 20g 射干 15g 浙贝母 20g 薄荷 6g 甘草 6g

患者连服 3 个月，口腔白斑消失。

按 口腔扁平苔藓发病具有明显的精神因素，如忧虑、烦恼、紧张、恐惧、气紧等。忧思伤脾，脾伤则运化失职，湿浊内停，阻碍气机，加之外感湿热而发病。脾主四肢肌肉，司运化，开窍于口，系于舌，湿热困脾表现在口舌者发为口癣。

甘露消毒丹，又名普济解毒丹，见于《温热经纬》。方中连翘、薄荷辛凉透表、清热解毒；射干、浙贝母苦泄肺气、利咽喉，与黄芩清泄肺火于上；滑石、木通、茵陈清利湿热于下，使湿从小便而出，此即叶天士"渗湿于热下，不与热相搏，势必热孤矣"之意。诸药相伍，共成上清下利之用。上源清而流自洁，下窍通而湿自出。分消上下，以治病之因。然凡湿皆与脾失健运有关，其成，或因脾气虚，或因脾湿盛，或兼而有之，且互为因果。湿既困脾，非芳香化浊之品不能醒脾运湿，故用藿香、白豆蔻、石菖蒲芳化醒脾，化湿于中，以治致病之源。全方共奏利湿化浊、清热解毒之功。

毕老认为本病多因脾胃积热，阴虚火旺或脾肾阳虚而致。相当于西医学的口腔扁平苔藓，是以口腔黏膜出现一个或数个小面积的溃疡，灼热疼痛为主要症状。法当利湿化浊、清热解毒，主方以甘露消毒丹加减治之。实火者，满口烂斑，治当辅助以清胃泻火，以甘露消毒丹合清胃散、凉膈散为用。虚火者，色淡红，满口白斑微点，甚者显露龟纹，脉虚不渴，此因思虑太过，多醒少睡，以致心肾不交，虚火上炎，宜服甘露消毒丹加黄柏、知母、丹皮。如发热作渴饮水口疮者，上焦虚热也，甘露消毒丹合补中益气汤主之。如手足冷，肚腹作痛，大便不实，饮食少思口疮者，中焦虚寒也，甘露消毒丹合升阳益胃汤主之。如舌尖痛甚，舌尖红者为心火旺盛，甘露消毒丹合导赤散主之，可酌加生石膏、黄连。

胸 痹 案

左某，女，68 岁。患者经常出现胸部心前区憋闷，胸骨后隐痛，放射到颈肩部，神疲乏力，纳食差，舌质淡红，苔白，脉结代。至毕老处就诊，老师临证，服药 30 剂疗效显著。

主诉：患者经常出现胸部心前区憋闷感，胸骨后隐痛，放射到颈肩部，阵发性心慌，神疲乏力，纳食差，舌质淡红，苔白，脉结代。在我院心电图检查示右束支传导阻滞。既往有 5 年冠心病病史。

初诊（2017 年 9 月 18 日）：患者诉经常出现胸部心前区憋闷感，胸骨后隐痛，放射到颈肩部，神疲乏力，上腹部胀痛，纳食差，二便正常，夜间能正常入睡，舌质淡红，苔白，脉结代。此为气虚血滞，痹阻胸中所致。治当补益气血，通络止痛为主，方拟升阳益胃汤合当归川芎散加减治疗。

人参 15g　白术 15g　黄芪 30g　当归 20g　川芎 15g　青皮 15g　陈皮 15g　橘络 15g
丝瓜络 20g　延胡索 20g　柴胡 15g　防风 15g　羌活 15g　独活 20g　威灵仙 20g　白芍 20g
补骨脂 20g　炙甘草 6g

5 剂，慢火煎取 200ml，水煎 3 次，和匀，分 3 次口服，日服 1 剂。

二诊：患者服用 5 剂后心前区憋闷感缓解，上腹部胀痛有所缓解，但仍诉阵发性心慌，身痛，神疲乏力，纳食差，二便正常，舌质红，苔白，脉结代。此乃气血亏虚，不能营养全身经络，经络不通所致。方拟用升阳益胃汤加减治疗。

太子参 20g　白术 15g　黄芪 30g　当归 20g　黄连 5g　天花粉 30g　白芍 20g　防风 15g
羌活 15g　独活 20g　威灵仙 20g　葛根 20g　柴胡 15g　鸡内金 20g　神曲 20g　炙甘草 6g

5 剂，慢火煎取 200ml，水煎 3 次，和匀，分 3 次口服，日服 1 剂。

三诊：患者服药后胸部憋闷好转，身痛缓解，偶发心慌，纳食增加，二便正常，舌质红，苔白，脉结代。患者服用前方有效，故仍拟用升阳益胃汤合当归川芎散加减治疗。

人参 15g　白术 15g　黄芪 30g　当归 20g　川芎 15g　青皮 15g　陈皮 15g　橘络 15g
丝瓜络 20g　延胡索 20g　柴胡 15g　防风 15g　羌活 15g　独活 20g　威灵仙 20g　白芍 20g
鸡内金 20g　神曲 20g　炙甘草 6g

5 剂，慢火煎取 200ml，水煎 3 次，和匀，分 3 次口服，日服 1 剂。

按　患者此证当属中医"胸痹"范畴，《金匮要略》指出：阳微阴弦，即胸痹而痛，所以然者，责其极虚也。今阳虚知在上焦，所以胸痹心痛者，以其阴弦故也。认为此病的病机在于胸阳不振，阴邪上乘所致，故在治疗上需先鼓舞胸中阳气，才能达到祛邪外出的效果。毕老在治疗上先用升阳益胃汤鼓舞胸中阳气，振奋心阳，此后加用当归川芎散活血通络止痛，共奏补益气血，通络止痛之效。临床上常见气滞、血瘀、寒凝、痰浊均可致胸痹。胸中脏器，心、肺为要。肺主气，心主血。气滞血瘀、气虚血瘀，皆心肺、气血运行不畅或受阻为痹。治当行气通络、活血化瘀止痹痛为本。两方化裁，可达目的。

头 痛 案

案一

叶某，女，38 岁。患者经常出现头晕头痛，颈项紧绷感，手指关节疼痛，腰部疼痛，睡眠差，特别是入睡较困难，纳食可，二便正常，舌红，苔白，脉弦细。此谓脾胃虚弱，气血生化无源，不能上荣于头府，导致清阳不升，浊气不降，故借用升阳益胃汤益气健脾，化生气血，加用全蝎、蜈蚣，搜风通络，解除头部血管痉挛。狗脊、补骨脂、续断、杜仲、怀牛膝补益肝肾，强筋健骨，共达到健脾益气，补益肝肾，通络止痛的功效。

初诊（2017 年 10 月 4 日）：患者经常出现头胀痛，鼻塞，颈项强直不舒，活动不利，手指关节疼痛，入睡困难，腰部疼痛，纳食正常，二便正常，舌红，苔白，脉弦细。曾在外院做过脑血流图检查提示正常。颈椎 X 线片提示颈椎骨质增生。此乃脾胃虚弱，气血生化无源，不能上荣于头部，头府失养，故出现头晕头痛，不能安神。脾气虚弱不能固表，外感风邪入侵后则出现颈项强直不舒，风邪入于关节四肢，则出现手指关节疼痛，拟用升阳益胃汤加味。

人参 20g 白术 15g 黄芪 30g 当归 20g 白芍 20g 板蓝根 20g 苍耳子 15g 浙贝母 20g 防风 15g 羌活 15g 独活 20g 威灵仙 20g 葛根 20g 全蝎 5g 蜈蚣 2 条 狗脊 30g 补骨脂 20g 续断 20g 杜仲 20g 怀牛膝 20g 炙甘草 6g

3 剂，水煎 3 次，和匀，分 3 次服，日服 1 剂。

二诊（2017 年 10 月 9 日）：服药后患者头晕头痛好转，但仍感颈项强痛，上肢活动不利，右下肢疼痛上窜，遇热后好转，腰部疼痛，纳食正常，睡眠稍好转，二便正常。舌淡，苔稍黄，脉弦细。此乃脾气虚弱导致表虚不固，外邪入侵后肌表不舒，故出现颈项强痛，上肢活动不利，右下肢疼痛上窜。头府得气血营养后，头晕头痛有所好转。拟用升阳益胃汤加减治疗。

人参 20g 炒白术 15g 黄芪 30g 黄连 5g 法半夏 15g 陈皮 15g 茯苓 20g 神曲 20g 砂仁 10g 鸡内金 20g 防风 15g 羌活 15g 独活 20g 威灵仙 20g 葛根 15g 怀牛膝 20g 木瓜 30g 伸筋草 30g 薏苡仁 30g 鸡冠花 30g 苦参 20g 炙甘草 6g

3 剂，水煎 3 次，和匀，分 3 次服，日服 1 剂。

三诊（2017 年 10 月 13 日）：服药后患者头晕头痛好转，颈项疼痛缓解，但仍诉胸中胀痛，腰腿疼痛，进食后易反胃，睡眠正常，二便正常，舌红，苔黄，脉弦数。此乃患者服药后，外感表证渐解，头府得气血濡养则头晕头痛好转，但由于脾虚导致湿阻中焦，水湿运化无力，气机失调，脾气不升，胃气不降，故出现进食后反胃，拟用升阳益胃汤加芳香化湿药物治疗。

党参 30g 白术 15g 黄芪 30g 黄连 6g 白豆蔻 10g 藿香 15g 防风 15g 羌活 15g 独活 20g 威灵仙 20g 茯苓 20g 泽泻 20g 陈皮 15g 法半夏 15g 葛根 20g 神曲 20g 木瓜 30g 怀牛膝 20g 炙甘草 6g

3 剂，水煎 3 次，和匀，分 3 次服，日服 1 剂。

四诊（2017 年 10 月 16 日）：服药后患者无头晕头痛，胸部胀痛好转，但因伤风受凉后出现轻微咳嗽，咳痰不爽，无气喘等症状。腰部疼痛缓解不明显，纳食正常，睡眠正常，二便调。舌红，苔微黄，脉细数。此乃脾气虚弱导致表虚不固，外邪入侵后导致肺气不宣，咽喉为肺之门户，故出现咽喉不利，咳痰不爽。脾气虚弱，导致全身气机失调，肝失疏泄条达，肝气郁于胸中，以致胸部胀痛。肾为腰之府，肾虚则腰失所养，故出现疼痛。拟用升阳益胃汤加减治疗。

太子参 20g　白术 15g　黄芪 30g　牛蒡子 15g　杏仁 15g　板蓝根 20g　射干 15g　金银花 20g　当归 20g　白芍 20g　青皮 30g　橘络 15g　延胡索 20g　防风 15g　羌活 15g　独活 20g　续断 20g　杜仲 20g　威灵仙 20g　炙甘草 6g

5剂，水煎3次，和匀，分3次服，日服1剂。

按　本案所患病证系脾胃虚弱，气血生化无源，不能上荣于头腑，导致清阳不升，浊气不降，出现头晕头痛。脾气虚弱导致表虚不固，外邪入侵后导致肺气不宣，咽喉为之肺门户，故出现咽喉不利，咳痰不爽。脾气虚弱导致全身气机失调，肝失条达，肝经分布在胸胁部位，肝气不疏则导致肝气郁于胸中，出现胸闷胸胀。肾为腰之府，肾虚则腰失所养，故出现疼痛。治疗上对本患者先用升阳益胃汤加用搜风通络药物，补益脾气，健脾胃助运化，使脾胃功能得以恢复后，则气血充足，气血充足后则气机调畅，肝气条达，则胁痛自止。加用搜风通络之药，解除头部血管痉挛，缓解头痛。此后加用芳香化湿之品，助脾胃运化水湿，使水湿得利，恢复脾胃正常功能。毕老认为升阳益胃汤健脾益气、清化湿热、祛风散寒，治疗劳倦伤脾，湿热中阻，表里不和，而见头痛、身重、神倦乏力、呕恶纳呆等症状。其病机是脾失健运，湿蕴中阻，外受风寒。临床随症加减化裁，是一得心应手的方剂。正所谓"邪之所凑，其气必虚""谨守病机，各司其属"。脾胃乃元气之本、升降之枢纽、后天之本、气血生化之源。治病必求其本，此之谓也。

案二

王某，男，50岁。左颞侧头痛1年，复发加重伴鼻塞3天，舌淡红，苔薄白，脉弦。诊断为头痛，证属髓海空虚证。某医院颈椎X线片提示骨质增生，TCD提示左侧椎动脉供血不足，诊断为后循环缺血，服药后效差，反复发作。毕老临证治以补肾填精、祛风除湿之法，予以自拟方首乌散合升阳益胃汤加减，治法思路清晰，疗效显著。

主诉：左颞侧头痛1年，复发加重伴鼻塞3天。患者1年前无明显诱因出现左侧颞部头痛症状，呈发作性胀痛、针刺痛，伴头晕，每月发作2～3次，晨起时双耳耳鸣。在某医院就诊，颈椎X线片提示骨质增生，TCD提示左侧椎动脉供血不足，诊断为后循环缺血，给予活血化瘀药物治疗，效果不理想。3天前，患者头痛发作，疼痛剧烈，遂至毕老处就诊。

初诊（2012年12月19日）：时症见患者头痛剧烈，少气懒言，面白唇淡，以手扶头，疼痛呈持续性胀痛，右侧鼻塞，不伴恶心呕吐，不伴视物旋转，不伴畏声畏光，在堵住左侧鼻孔时，头痛减轻。全身疼痛，微恶风寒，眠差，饮食可，大便溏薄，小便调。诊其舌淡红，苔薄白，脉弦。此为外受风寒，内伤脾胃，脾失健运，寒湿内伏，遏阻清窍，日久髓海空虚所致，法当益气健脾、祛风利湿、补肾填精，方拟首乌散合升阳益胃汤加减治之。

何首乌 30g　丹参 30g　白芍 20g　枸杞子 20g　钩藤 20g　白蒺藜 20g　全蝎 6g　蜈蚣2条　党参 20g　白术 30g　泽泻 30g　黄芪 20g　防风 15g　羌活 15g　苍耳子 15g　辛夷 15g

蝉蜕 15g　酸枣仁 30g　五味子 15g　威灵仙 20g　甘草 6g

3 剂，水煎 3 次，和匀，分 3 次服，日服 1 剂。

二诊：服用 3 剂后患者头痛症状缓解，感眩晕，鼻塞缓解，大便溏、艰涩，耳鸣甚，睡眠质量明显改善，腰背酸痛。诊其舌淡红，苔白，脉弦而缓。此乃外风已除，脾胃仍伤，清窍不利之象。故仍以上方减苍耳子、辛夷、酸枣仁、五味子，党参易人参，加土茯苓、石菖蒲、独活治之。

何首乌 30g　丹参 30g　白芍 20g　枸杞子 20g　钩藤 20g　白蒺藜 20g　全蝎 6g　蜈蚣 2 条　人参 20g　白术 30g　泽泻 30g　黄芪 20g　防风 15g　羌活 15g　石菖蒲 15g　土茯苓 30g　蝉蜕 15g　独活 30g　威灵仙 20g　甘草 6g

6 剂，水煎 3 次，和匀，分 3 次服，日服 1 剂。

三诊：患者服用前方后，头痛、眩晕症状缓解，耳鸣甚少，睡眠好，饮食增，二便自调，全身无酸痛症状。诊其舌红，苔薄白，脉弦而缓。此乃有效，守方如前，拟用前方去全蝎、蜈蚣治之。

何首乌 30g　丹参 30g　白芍 20g　枸杞子 20g　钩藤 20g　白蒺藜 20g　人参 20g　白术 30g　泽泻 30g　黄芪 20g　石菖蒲 15g　土茯苓 30g　防风 15g　羌活 15g　独活 30g　威灵仙 20g　蝉蜕 15g　甘草 6g

6 剂，水煎 3 次，和匀，分 3 次服，日服 1 剂。若症状消失，不必再来复诊。

按　毕老诊此案，临证思路清晰，体现了头痛辨证的要点，诊疗方法独具一格。

头为元神所居，为"精明之府"，头痛内与脏腑、气血，外与六淫邪气关系密切。《证治准绳·头痛》云："盖头像天，三阳六腑清阳之气皆会于此，三阴五脏之精华之血亦皆注于此。于是天气所发六淫之邪，人气所变五贼之逆，皆能相害，或蔽覆其清明，或瘀塞其经络，因与其气相薄，郁而成热则脉满，满则痛。"

此案，毕老首辨其为外感或内伤。《冯氏锦囊秘录·杂症大小合参》云："头痛、头风，非二证也，在新久去留之分耳。浅而近者，名头痛，其痛卒然而至，易于解散速安也；深而远者，名头风，其痛作止不常，愈后遇触复发也"，患者反复头痛，屡触屡发，此为久病，头风也；复发加重，兼见鼻塞，恶风寒，此为新病，头痛也。脾为气血生化之源，患者劳作太过，所谓"阳气者，烦劳则张"，或因思虑伤脾，脾胃虚弱，症见面白唇淡，便溏。脾虚，气血生化无权，气血亏虚，气虚则清阳不升，血虚不能上荣于脑髓，而致髓海空虚，症见失眠、眩晕、头痛。患者于气交之际起居不慎，坐卧当风，所谓"伤于风者，上先受之""巅高之上，唯风可到"。风邪上犯，客于头之络脉，营卫不和，血行郁滞，加之脾本已虚，脾不健运，痰湿内生，风湿相搏，窒塞经脉，清阳不升，浊阴不降，元神失养，故作头痛。此案精妙，在于患者头痛、头风兼有，正如《素问·五脏生成》言："头痛巅疾，下虚上实。"此证为上实下虚，本虚标实之证也。法首当益气健脾、祛风利湿，方用升阳益胃汤，以人参、白术、黄芪益气健脾，防风、羌活、独活等风药祛风除湿，载药上行，以大剂量白术、泽泻药对健脾利湿，配以蝉蜕清利耳窍，酸枣仁、五味子安神利眠，考虑气血亏虚，日久髓海空虚，治以补肾填精，方用自拟方首乌散，以何首乌、枸杞子补益肝肾，滋水涵木，钩藤平肝息风，白芍敛阴，丹参补血活血，白蒺藜散风疏肝。全蝎、蜈蚣息风镇痉、搜风通络止痛。

喘 证 案

职某，男，78 岁。患者患慢性支气管炎、肺气肿 15 年，天气变化即出现咳嗽，气喘，咳痰多，纳食差，二便正常，舌质红，苔微黄，脉沉，至毕老处就诊。

主诉：患者患慢性支气管炎、肺气肿 15 年，遇天气变化或受凉后即出现咳嗽，气喘，咳白色泡沫痰、量少，夜间能平卧睡觉，纳食差，二便正常，舌质红，苔微黄，脉沉数，服用抗生素后上述症状稍有缓解，即到毕老处就诊。

初诊（2017 年 11 月 3 日）：患者 1 个月前因受凉后反复出现咳嗽，稍气喘，咳白色泡沫痰、量少，夜间能平卧睡觉，无双下肢水肿。纳食尚可，二便正常，舌红，苔微黄，脉沉数。此为患者受凉后外邪袭肺，表卫不固，肺气失宣，不能宣发肃降，肺气上逆而咳，治当宣肺止咳化痰，方拟毕老自创宣肺止咳合剂加减。

牛蒡子 15g　杏仁 15g　郁金 20g　白芥子 20g　桔梗 15g　桑白皮 20g　百部 20g　前胡 15g　僵蚕 15g　浙贝母 20g　紫苏叶 15g　桃仁 10g　茯苓 20g　鱼腥草 20g　败酱草 20g　槟榔 6g　炙甘草 6g

3 剂，慢火煎取 200ml，水煎 3 次，和匀，分 3 次口服，日服 1 剂。

二诊：患者服药后咳嗽有所缓解，痰液清稀易咳，无气喘，纳食增加，二便正常。舌红，苔白，脉沉数，故仍拟用宣肺止咳合剂加减治疗。

牛蒡子 15g　杏仁 15g　郁金 20g　白芥子 20g　桔梗 15g　桑白皮 20g　百部 20g　前胡 15g　僵蚕 15g　浙贝母 20g　射干 15g　败酱草 20g　仙鹤草 30g　五味子 15g　鱼腥草 20g　炙甘草 6g

3 剂，慢火煎取 200ml，水煎 3 次，和匀，分 3 次口服，日服 1 剂。

三诊：患者服药后咳嗽已明显减轻，咳痰清稀，稍流清涕，纳食可，二便正常，舌红，苔白，脉沉。故仍拟用宣肺止咳合剂加减治疗。

牛蒡子 15g　杏仁 15g　郁金 20g　白芥子 20g　板蓝根 20g　射干 15g　桔梗 15g　桑白皮 20g　百部 20g　前胡 15g　僵蚕 15g　浙贝母 20g　五味子 15g　白花蛇舌草 30g　炙甘草 6g

3 剂，慢火煎取 200ml，水煎 3 次，和匀，分 3 次口服，日服 1 剂。

此后患者又多次在毕老处就诊，均以上方加减治疗，患者上述症状均好转，疗效显著。

按　老年患者，多年患病导致体虚，卫表不固，外邪入侵，首犯肺卫，导致肺失宣发肃降，肺气上逆则出现咳嗽，肺的通调水道功能失调，则水聚生痰，出现咳白色泡沫痰，毕老临证时，用自创的宣肺止咳合剂，宣发肺气，通调水道，同时加用降气药使肺气不致宣发太过，又使肺气肃降助肾纳气，故肺的宣发肃降功能能得以恢复，则咳嗽自止。毕老认为慢性支气管炎是临床常见疾患，经常反复，每以外感则急性发作，症状明显。通常情况下用宣肺止咳合剂取得疗效。但临证必须辨证是外感风寒、外感风热或痰湿壅遏或痰湿闭阻。肺与大肠相表里，肺气郁闭，升发肃降失调或肺热移热大肠，可以引起大便不畅，甚至大便干结。毕老经验往往在方中酌加黄芩、槟榔，清肺热通大肠之气，不但使大便通畅，而且宣肺止咳。

耳 鸣 案

刘某，男，30 岁。2017 年 11 月 20 日来诊。诉患耳鸣，入睡困难半年，伴有阵发性头晕，入睡困难，腰膝酸软，舌红，苔白，脉沉细，至毕老处就诊。

初诊：诉患耳鸣，入睡困难半年。患者半年前无任何诱因出现耳鸣，声音较低沉，并伴有阵发性头晕。夜间入睡困难，腰膝酸软，无疼痛，纳食及二便正常，舌红，苔白，脉沉细。曾在某医院耳鼻喉科就诊，测试听力无任何异常。给予营养神经药物服用后耳鸣无明显好转，故到我院就诊。诊断为耳鸣，辨证为肝肾阴虚。治以滋补肝肾为法，方用六味地黄丸加味。

熟地黄 20g　山茱萸 15g　山药 30g　当归 20g　白芍 20g　蜈蚣 2 条（去头足）人参 20g　枸杞子 20g　续断 20g　杜仲 20g　巴戟天 20g　肉苁蓉 20g　菟丝子 20g　车前子 20g（包煎）补骨脂 20g　酸枣仁 20g

3 剂，慢火煎取 200ml，水煎 3 次，和匀，分 3 次口服，日服 1 剂。

二诊（2017 年 11 月 27 日）：患者服药后耳鸣呈间断性发作，发作时间减短，声音仍低沉，未出现头晕，夜间入睡仍困难，腰膝酸软稍好转，纳食及二便均正常，舌红，苔白，脉沉细。治守上方。

熟地黄 20g　山茱萸 15g　山药 30g　当归 20g　白芍 20g　人参 20g　续断 20g　杜仲 20g　巴戟天 20g　肉苁蓉 20g　菟丝子 20g　枸杞子 20g　何首乌 30g　丹参 30g　白蒺藜 20g　钩藤 20g　车前子 20g（包煎）　蜈蚣 2 条（去头足）

3 剂，慢火煎取 200ml，水煎 3 次，和匀，分 3 次口服，日服 1 剂。

按　《灵枢·海论》曰："髓海不足，则脑转耳鸣。"隋代巢元方在《诸病源候论·耳病诸候》中指出，耳鸣虽有内伤、外感之别，但多与肾虚有关。明代张介宾在《景岳全书·耳证》中详细论述了耳鸣的辨证，指出"耳鸣当辨虚实。凡暴鸣而声大者多实，渐鸣而声细者多虚，少壮热盛者多实，中衰无火者虚；饮酒味厚，素多痰火者多实，质清脉细，素多劳倦者多虚"。耳鸣的病位在肾，耳为肾之窍，为十二经脉所灌注，内通于脑，脑为髓之海，肾精充沛，髓海得濡则听觉正常。肾精耗损，髓海空虚，则发为耳鸣。肝为肾之子，肝肾同源，肝阳上亢或因肾水不济，肝火内郁，易伤及肾阴，导致耳鸣。此患者因体质虚弱导致肾精亏耗，髓海空虚，则发为耳鸣。毕老在应诊此患者时，以滋补肝肾的六味地黄丸为主方加减。肾为先天之本，肾主骨生髓，"髓海不足，则脑转耳鸣，胫酸眩冒"，故见耳鸣、腰膝酸软、头目眩晕。方中熟地黄滋肾阴，益精髓为君药，山茱萸酸温滋肾益肝，山药滋肾补脾，共成三阴并补以收补肾治本之功。即王冰所谓"壮水之主以制阳光"之义。祛除三泻，加用温补肾阳，搜风通络之品，使患者诸症得解。毕老认为患者耳鸣、耳聋、鸣声低沉、阵发性头晕，腰肢酸软，脉沉细，属肝肾阴虚。肾精不足，脑海空虚，发为耳鸣。治当滋补肝肾，选用熟地黄、山茱萸、山药、当归、白芍、菟丝子、枸杞子。精血互生，血得养精得充，脑海得濡，耳鸣渐减，临证时切记谨守病机，各司气属，有者求之，无者求之，盛者责之，虚者责之，必先五脏，疏其气血，令其通达，而致和平，补肾之精血，不忘健肾之气。故于方中加人参、续断、杜仲、巴戟天、肉苁蓉，使得补的精血充满生气和活力而收到更好的效果。

腰痹案

熊某，女，57 岁。腰背胀痛 6 个月，复发加重 3 天。诊断为腰痹，证属肝肾不足。某医院腰椎 CT 提示腰椎退行性变，诊断为骨关节炎，服药后效差，反复发作。毕老临证治以补益肝肾、祛风通络之法，予以独活寄生汤加减，疗效佳。

主诉：腰背胀痛 6 个月，复发加重 3 天。患者 6 个月前无明显诱因出现腰背胀痛症状，呈持续性胀痛、针刺痛，伴两胁刺痛，腰膝酸软。在某医院就诊，CT 提示腰椎退行性变，血沉正常，类风湿因子阴性。诊断为骨关节炎，给予解热镇痛药及附桂骨痛颗粒，效果不理想。3 天前，患者腰痛加重，疼痛剧烈，遂至毕老处就诊。

初诊（2019 年 4 月 10 日）：时症见患者腰背疼痛剧烈，疼痛呈持续性胀痛，伴腰膝酸软，关节无明显肿胀、晨僵，受凉后加重，无发热，眠可，饮食可，二便调。诊其舌淡，苔薄白，脉细。此为痹证，乃肝肾不足，风、寒、湿邪侵袭肌肉经络，发而为痹。法当祛风寒、补肝肾，主以独活寄生汤治之。

独活 20g　寄生 20g　秦艽 15g　防风 15g　当归 20g　川芎 15g　细辛 5g　熟地黄 20g　桂皮 5g　人参 20g　狗脊 30g　续断 20g　炒杜仲 20g　威灵仙 10g　怀牛膝 15g　桃仁 15g　延胡索 20g　青皮 30g　香附 30g　白芍 20g　甘草 6g

3 剂，水煎 3 次，和匀，分 3 次服，日服 1 剂。

二诊：服用 3 剂后患者疼痛减轻，睡眠好转，苔薄白，脉沉细。此乃风除络通。故仍以上方加减治之。

独活 20g　寄生 20g　秦艽 15g　防风 15g　当归 20g　川芎 15g　熟地黄 20g　怀山药 30g　人参 20g　狗脊 30g　续断 20g　杜仲 20g　威灵仙 10g　怀牛膝 15g　桃仁 15g　延胡索 20g　青皮 30g　香附 30g　白芍 20g　甘草 6g

6 剂，水煎 3 次，和匀，分 3 次服，日服 1 剂。

三诊：患者服用前方后，胁痛症状缓解，腰背少痛，睡眠好，饮食增，二便自调，全身无酸痛症状。诊其舌红，苔薄白，脉沉而缓。此乃有效，守方如前，拟用独活寄生汤加益气之品治之。

独活 20g　寄生 20g　秦艽 15g　防风 15g　当归 20g　川芎 15g　熟地黄 20g　人参 20g　白术 15g　黄芪 30g　狗脊 30g　续断 20g　杜仲 20g　威灵仙 10g　怀牛膝 15g　延胡索 20g　柴胡 15g　白芍 20g　甘草 6g

6 剂，水煎 3 次，和匀，分 3 次服，日服 1 剂。

后患者未再来就诊，似已好转。

按　患者感受风、寒、湿邪发为痹证，而出现关节疼痛。患者年龄较大，肝肾不足，其脉沉细亦是肝肾不足的表现。其证乃风、寒、湿邪痹着日久，损伤肝肾，耗伤气血所致，治以祛风寒、固肾气，同时还应补益肝肾、补益气血，正气盛则外邪不易入侵。方中独活祛风除湿，通痹止痛，为君药。配伍防风、秦艽、细辛、桂皮祛风胜湿，蠲痹止痛，温通经脉为臣药。佐以寄生、杜仲、怀牛膝祛风湿兼补肝肾；当归、川芎、熟地黄、白芍补血和血；人参、甘草补气健脾。甘草调和诸药，兼为使药。全方祛邪扶正，标本兼顾，使气血足而风湿除，肝肾强而痹痛愈。

毕老认为腰为肾之府，乃肾之精气所溉之域。肾与膀胱相表里，足太阳经过此处。此外，任、督、冲、带诸脉，亦布其间，故内伤则不外乎肾虚。而外感风、寒、湿、热诸邪，以湿性黏滞，最易痹着腰部，所以外感总离不开湿邪为患。腰痛其虚者以补肾壮腰为主，兼调养气血；实者以祛邪活络为要，针对病因，施以活血化瘀、散寒除湿、清泻湿热等法。多配补肾强腰的药物，以达到扶正祛邪的目的。据临床所见，上述各证单发者少，兼见者多，腰痛日久虚实夹杂，用药尚需互参。

锁 肛 痔 案

陈某，女，65岁。下阴疼痛1个月。3年前患者在某医院行直肠癌切除及改道术，后出现下阴疼痛坠胀。毕老临证，辨其为中气下陷，湿热蕴结，治以补中益气汤合止痛如神汤，奇效。

主诉：下阴疼痛坠胀1个月。患者3年前在某医院行直肠癌切除及改道术，1个月前患者出现下阴疼痛坠胀，小便时疼痛加剧。为求中医治疗，遂至毕老处就诊。

初诊（2019年5月24日）：时症见下阴坠胀疼痛，小便后痛甚，拒按，无尿频尿急，粪袋口排便无异常，见气短乏力，纳食差，睡眠尚可，诊其舌淡红，苔薄白，脉细，此乃脾气虚弱，中气下陷，湿热之毒下注下焦所致。故治当升阳举陷，清利湿热。方拟补中益气汤合止痛如神汤加减治之。

太子参20g 白术15g 黄芪20g 当归20g 升麻15g 柴胡15g 陈皮15g 苍术15g 黄柏20g 秦艽20g 防风15g 桃仁12g 泽泻20g 槟榔5g 夏枯草20g 天葵子20g 大黄6g 甘草6g

3剂，水煎3次，和匀，分3次服，日服1剂。

二诊：患者服药后尿道口疼痛如前，似有物脱出，尿频，小便时尿道口灼热，大便稀，气短乏力，纳可，眠可，舌淡，苔白，脉细。此为中气下陷愈甚，湿热之毒未解。法当益气升阳，清利湿热为要，以前方加清利心火之药治之。

人参20g 炒白术15g 黄芪30g 当归20g 升麻10g 柴胡10g 陈皮15g 苍术15g 黄柏20g 秦艽20g 防风15g 木贼草20g 泽泻20g 鸡冠花30g 败酱草20g 山栀子15g 淡竹叶20g 知母15g 百合30g 甘草6g

3剂，水煎3次，和匀，分3次服，日服1剂。

三诊：患者服用3剂后尿道口疼痛缓解，但仍诉尿道口坠胀，解小便时更甚。胃脘部胀痛，反酸，无嗳气，纳呆，大便稀溏，日行4次。舌淡，苔白，脉沉细。此中气下陷已有所复，脾气虚甚，以上方减升阳之品酌加健脾之药加减治之。

人参20g 炒白术15g 黄芪30g 神曲20g 鸡内金20g 怀山药30g 黄柏20g 秦艽15g 防风15g 归尾15g 桃仁15g 泽泻20g 败酱草20g 白扁豆30g 淡竹叶20g 炙甘草6g

3剂，水煎3次，和匀，分3次服，日服1剂。

四诊：服药后患者尿道口疼痛及坠胀已好转，解小便恢复正常。大便可，日行1次。仍诉胃脘部胀，无反酸、疼痛，纳可，眠可，舌淡红，苔微黄，脉细数。此乃下焦湿热已利，脾胃仍虚，故健运脾胃、益气升阳为主，拟升阳益胃汤加减。

人参 20g　白术 15g　黄芪 30g　当归 15g　川芎 15g　青皮 15g　陈皮 15g　杏仁 15g　五味子 15g　法半夏 15g　浙贝母 20g　橘络 15g　丝瓜络 20g　延胡索 20g　防风 15g　羌活 15g　独活 20g　威灵仙 20g　葛根 20g　怀牛膝 20g　伸筋草 30g　炙甘草 6g

6 剂，水煎 3 次，和匀，分 3 次服，日服 1 剂。

后患者未再来复诊。

按　此案应该考虑为直肠癌病机演化所致，《难经》认为阴气也，聚者阳气也，故阴沉而浮，阳浮而动。直肠癌的临床辨证，总体来讲，为本虚于内，邪客于外，即本虚标实，虚实夹杂，寒热错杂，初期以标实为主，全身症状较轻。后期则以本虚为突出表现，全身症状为主。患者 3 年前患直肠癌，湿热之毒内伏隐埋祸根。虽手术治疗，但病机仍在，湿热蕴结滞于下焦，久则损及脾胃，脾气亏虚，正虚邪实。脾虚则食欲不振，气短乏力，患者手术切除直肠，改道于腹，蕴结于下焦之湿热波及小腹、下阴，故而腹痛拒按。患者久病体虚，脾气亏虚，脾不健运，清阳不升，浊阴下注，湿热之毒瘀结下焦，而见疼痛，脾主运化功能减退，则水湿不利，下输肠道则出现腹泻。此证为本虚表实之证。

毕老认为锁肛痔的发病原因主要是脏腑本虚，《丹溪心法》指出："痔者，皆因脏腑本虚……以故气血下坠，结聚肛门，宿滞不散，而冲突为痔也。"过食肥腻、辛辣，饥饱失常，饮酒过量也是主要原因。久泻久痢，久坐久站，负重远行，便秘，妇女行经、怀孕、分娩、哺乳，慢性疾患，房事过度，情志郁结，思虑太过，气血下坠，湿热风燥之邪流注、冲突而为痔。故治疗以益气升阳举陷之补中益气汤为主，清利湿热、养血和血，通络止痛之止痛如神汤为辅，助脾健运，益气升阳，使水湿得利，瘀结得解，故见神效。

水　肿　案

王某，女，78 岁。双下肢凹陷性水肿 2 个月。在某医院查尿常规及肾功能均提示正常。给予利尿剂口服后，患者水肿有所减轻，但停药后仍出现反复水肿。毕老临证，辨其为脾阳虚衰，枢机不利，治以升阳益胃汤，立起沉疴。

主诉：双下肢凹陷性水肿 2 个月。患者 2 个月前出现双下肢凹陷性水肿，白天尿量减少，夜尿频多。纳食差，不思饮食，心悸气促乏力。既往有糖尿病病史 10 余年。到某医院检查，尿常规、肾功能均提示正常。给予利尿剂口服后，患者水肿有所减轻，但停药后水肿仍出现反复。为求中医治疗，遂至毕老处就诊。

初诊（2019 年 2 月 20 日）：时症见双下肢水肿，按之凹陷，面色㿠白，语音低微，短气乏力，心慌阵发，晨起口干，纳呆，不思饮食，夜间入睡困难，小便夜尿频多，每夜 4～5 次，大便尚可。诊其舌淡红，苔薄白，脉结代，此乃脾气虚弱，运化无权，脾胃枢机不利，导致脾失传输，肾失开合，而成水肿。故出现纳食差，不思饮食，不能正常代谢人体内的水液，使水液停于肌肤表面则出现水肿。故治当益气升阳，通阳利水。方拟归脾汤加减治之。

党参 30g　白术 15g　黄芪 30g　当归 20g　酸枣仁 30g　五味子 15g　夜交藤 30g　青龙齿 30g　补骨脂 20g　鸡内金 20g　金樱子 20g　芡实 30g　莲须 20g

3 剂，水煎 3 次，和匀，分 3 次服，日服 1 剂。

二诊：患者双下肢凹陷性水肿未见好转，纳呆，心慌、活动后心累，夜间睡眠差，夜尿频多症状改善，每夜 1～2 次，白天尿量增加，大便可，舌淡，苔薄黄，脉结代。此为肾气得固，但患者肾阳不足，则导致水液代谢障碍，水湿停于下肢则出现水肿。法当补益肾气，安神定志为要，以济生肾气丸加减治之。

熟地黄 20g　山茱萸 15g　怀山药 30g　茯苓 20g　丹皮 15g　泽泻 20g　怀牛膝 20g　车前子 20g　神曲 20g　鸡内金 20g　山楂 20g　木瓜 30g　酸枣仁 30g　川芎 15g　知母 20g　夜交藤 30g

3 剂，水煎 3 次，和匀，分 3 次服，日服 1 剂。

三诊：患者服用 6 剂后，下肢水肿有所好转，白天尿量增加，夜尿次数为每晚 2 次。心慌缓解，纳食增加，但仍诉夜间睡眠差，大便可，舌淡红，苔薄白，脉结代。此当补益心脾，以归脾汤加减治之。

人参 20g　白术 15g　黄芪 30g　当归 20g　酸枣仁 30g　炙远志 15g　川木香 15g　五味子 15g　夜交藤 30g　青龙齿 30g　麦冬 20g　丹参 20g　茯苓 20g　车前子 20g　怀牛膝 20g　木瓜 30g

3 剂，水煎 3 次，和匀，分 3 次服，日服 1 剂。

四诊：服药后患者双下肢水肿消失，白天尿量增多，夜尿每晚 2 次。心慌、心累缓解。纳可，眠佳，舌淡红，苔薄白，脉细。患者肾气得以振奋，气化功能恢复，水肿自然好转。心脾气虚，仍需巩固治疗，拟用归脾汤加减治疗。

党参 20g　白术 15g　黄芪 30g　当归 20g　酸枣仁 30g　五味子 15g　炙远志 15g　青龙齿 30g　黄连 5g　麦冬 20g　山楂 20g　茯苓 20g　鸡内金 20g　泽泻 20g　木瓜 30g　车前子 20g　炙甘草 6g

3 剂，水煎 3 次，和匀，分 3 次服，日服 1 剂。

按　水肿与脾、肺、肾三脏关系密切。《景岳全书·水肿论治》曰："肺虚则气不化精而化水，脾虚则土不制水而反克，肾虚则水无所主而妄行，水不归经，则逆而上泛，故传入于脾而肌肉浮肿，传于肺则气息喘急。"

此案特点为老年患者，脾胃虚弱，脾失健运，不能正常运化水谷精微，则出现纳食差，不思饮食；脾气亏虚，运化失司，水湿停聚不行而横溢肌肤，水湿内聚，三焦决渎失司，膀胱气化失常，故白天小便短少，水湿日增而无出路，横溢肌肤，所以肿势日甚，按之没指。脾阳虚后累及肾阳虚，肾精亏耗，肾气内伐，不能化气行水，而致膀胱气化失司，开合不利，夜尿频多，水液内停，形成水肿。水气上凌心肺，故见心悸气促，脉结代；脾虚则导致气血生化无源，不能正常营养心脉，则出现心慌心累、睡眠差等心神不安症状；阳气不能温煦上荣，故面色㿠白。

《金匮要略》论水肿的治疗原则为："诸有水者，腰以下肿，当利小便，腰以上肿，当发汗乃愈。"故在治疗上首选原则是利小便，在此基础上给予健运脾胃，补益肾气之剂，使脾胃得健，肾中阳气受到鼓舞，水液代谢正常。但初诊后效差，乃是肾气亏虚，运用济生肾气丸相得益彰，张景岳曰："地黄山药丹皮，以养阴中之真水。山茱桂附，以化阴中之阳气。茯苓泽泻车前牛膝，以利阴中之滞。能使气化于精，即所以治肺也。补火生土，即所以治脾也。壮水利窍，即所以治肾也。水肿，乃肺脾肾三脏之病，此方所以治其本。"此案脾阳虚盛，后天之本乏源，若妄投桂附，以拔肾根，先天之本又竭，虽有补火生土，但犹若残炭燃湿柴，不可相继，故而弃用桂附，重视补益脾胃，肾的气化功能恢复后，则更需补益心脾，养心安神，使患者脾胃得健，心脉得养，肾的气化功能得以恢复，则诸症自止。

毕老认为水肿一证，外感、内伤均可引起，但病理变化主要在肺、脾、肾三脏，其中以肾为本。临床辨证以阴阳为纲，同时须注意阴阳、寒热、虚实之间的错杂和转化。治疗方法有发汗、利尿、攻逐、健脾、温肾、降浊、化瘀等。阳水以发汗、利小便为主。阴水以温化为主，应注意阴水迁延，不易速愈。治疗上，不能冀求速效而滥用攻逐之品，忌见水治水，而过用利水诸法。对夹有标实者，要标本兼顾。水肿退后，还要谨守病机以图本，健脾补肾以资巩固，从而杜绝复发之萌。

胁 痛 案

夏某，男，67 岁。两胁疼痛 3 个月。曾因"转氨酶升高"到某医院住院，行 B 超检查，提示肝内胆管扩张，予以输液治疗后，症状缓解不明显。毕老临证，辨其为脾气亏虚，肝脉失养，治以升阳益胃汤，立起沉疴。

主诉：两胁疼痛 3 个月。患者 3 个月前因"转氨酶升高"到某医院检查，行 B 超检查，提示肝内胆管扩张，诊断为"胆囊炎"，予以输液治疗，住院 1 周后好转出院。但患者始终感觉肝区不适，偶有疼痛，呈轻微胀痛，后疼痛逐渐加重。自服药物消炎利胆片后症状改善不明显，遂至毕老处就诊。

初诊（2019 年 6 月 19 日）：时症见肝区疼痛，呈轻微胀痛，面色白，气短乏力，善太息，心情低落，胃脘不适，食后胀痛，可自行缓解，头晕胀，矢气重。曾行胆囊切除术，纳差，眠可，小便可，大便稀溏，日行 3～4 次。肝功能提示谷丙转氨酶 138U/L，谷草转氨酶 112U/L。诊其舌淡红，苔薄白，脉细弦。此乃中气不足，气虚无力推动血行，肝脉失养；加之肝郁气滞，气滞血瘀，瘀阻脉络，不通则痛。故治当补中益气，养肝柔肝，条畅气机，通络止痛。方拟升阳益胃汤加减治之。

党参30g 焦白术15g 黄芪30g 黄连5g 法半夏15g 陈皮15g 茯苓20g 神曲20g 鸡内金20g 延胡索20g 天台乌药20g 五味子15g 枸杞子20g 田基黄20g 防风15g 羌活15g 独活20g 柴胡15g 白芍20g 甘草6g

3 剂，水煎 3 次，和匀，分 3 次服，日服 1 剂。

二诊：患者胃脘不适感觉好转，矢气好转，胃纳增加，无头昏痛，两胁疼痛略有缓解，患者精神佳，夜间睡眠可，舌淡，苔薄黄，脉弦细。此为中气得固，法当继续益气升阳，通络止痛为要，复以上方巩固治之。

党参30g 焦白术15g 黄芪30g 黄连5g 法半夏15g 陈皮15g 茯苓20g 神曲20g 鸡内金20g 延胡索20g 天台乌药20g 五味子15g 枸杞子20g 田基黄20g 防风15g 羌活15g 独活20g 柴胡15g 白芍20g 甘草6g

6 剂，水煎 3 次，和匀，分 3 次服，日服 1 剂。

三诊：患者服用 6 剂后，胁痛明显缓解。后以上方连服 2 个月，在某医院复查肝功能，提示谷丙转氨酶 38U/L，谷草转氨酶 42U/L，B 超检查未见明显异常。

按 《诸病源候论》指出胁痛的发生主要与肝、胆、肾相关："胸胁痛者，由胆与肝及肾之支脉虚，为寒所乘故也"。教科书将胁痛分为四型：肝郁气滞型、肝胆湿热型、瘀血阻络型、肝络失养型。在此患者的辨证中，似乎都有失偏颇，盖因其病机复杂。毕老辨证的重点是梳理病因病机，辨证论治。

胁痛的病位在肝胆，又与脾胃、肾相关。基本病机为肝络失和，其病理变化可归结为"不通则痛"与"不荣则痛"两类。病理性质有虚实之分，其病理因素不外乎气滞、血瘀、湿热三者。辨证要点：首辨气血，胀痛多属气郁，且疼痛绵绵，时轻时重，症状轻重与情绪变化有关；痛处固定不移，疼痛持续不已，多属血瘀。其次辨虚实，患者阴血不足，脉络失养，症见其痛隐隐，绵绵不休，病程长，来势缓，头晕目眩。此患者虚实夹杂，气滞、血瘀乃是次要矛盾，主要病机乃是中气不足，气血亏虚，肝失所养，不荣则痛。方用升阳益胃汤，方中六君子助阳益气，补脾胃，加黄芪补肺，以益气血生化之源，柴胡、白芍、天台乌药疏肝理气，延胡索理气止痛，五味子、枸杞子、田基黄养肝柔肝，以降转氨酶，防风、羌活、独活升阳。全方共奏益气升阳、养肝柔肝之功效。

肌 衄 案

唐某，女，30岁。皮肤紫癜3年。曾多处求医，使用泼尼松等治疗，效果不佳。毕老临证，辨为气血亏虚，肾阴亏损，虚火上炎，治以补益气血、滋补肾阴之法，效佳。

主诉：全身青瘀斑3年。曾在某医院血液科就诊，查血小板数值均在50×10^9/L左右，行骨髓穿刺检查未发现异常，诊断为血小板减少性紫癜。给予升血小板药物和泼尼松等治疗，血小板升高不明显，为求中医进一步治疗，遂至毕老处就诊。

初诊（2019年6月19日）：时症见全身青瘀斑，面色㿠白，唇甲无华，身痛，反复头晕目眩、乏力，纳食差，入睡可，二便正常，舌淡白，边有瘀斑、瘀点，苔薄白，脉沉细。此乃气血亏虚，肾阴亏损，虚火上炎所致。故治当补血固表，养阴清火。方拟八珍汤合二至丸加减治之。

太子参20g　白术15g　黄芪30g　生地黄20g　熟地黄20g　白芍20g　川芎15g　当归20g　女贞子30g　旱莲草30g　仙鹤草30g　鸡内金20g　神曲20g　蒲公英20g　防风15g　羌活15g　威灵仙20g　葛根20g　秦艽15g　炙甘草6g

5剂，水煎3次，和匀，分3次服，日服1剂。

二诊：患者服药后全身青瘀斑未见好转，身痛缓解，头晕、乏力缓解，纳可，眠可，二便调，昨日受凉后感咽痛，无咳嗽，舌淡白，边有瘀斑、瘀点，苔薄白，脉沉细。此为气血亏虚，表虚不固，复感风热。法当补气固表，疏风利咽，以升阳益胃汤加减治之。

太子参20g　白术15g　黄芪30g　黄连5g　板蓝根20g　金银花20g　连翘20g　防风15g　羌活15g　独活20g　柴胡15g　白芍20g　女贞子30g　旱莲草30g　炙甘草6g

3剂，水煎3次，和匀，分3次服，日服1剂。

三诊：患者服用3剂后，咽部疼痛好转，瘀斑有所减退，但血小板数值有所下降，月经过多，出现小腹及腰部疼痛，纳食增加，二便正常。大便稍成形，舌淡，苔白，脉细。复以八珍汤合二至丸加减巩固治之。

太子参20g　白术15g　黄芪30g　当归20g　熟地黄20g　川芎15g　白芍20g　女贞子30g　旱莲草30g　防风15g　羌活15g　独活20g　威灵仙20g　续断20g　杜仲20g　炙甘草6g

6剂，水煎3次，和匀，分3次服，日服1剂。

后患者多次就诊，毕老均以上方调治，紫斑逐渐消失。

按 《医宗金鉴·杂病心法要诀·失血总括》中说："九窍出血名大衄，鼻出鼻衄脑如泉，耳目出血耳目衄，肤出肌衄齿牙宣。"此证患者当辨为肌衄。气统于肺，血藏于肝，而均源于中焦脾胃。中气健旺，则肝脾温升而营血不郁，肺胃清降而卫气敛固，表阳内交于里阴，里阴外济于表阳，营卫调和，气血畅遂，营行于内，卫固于外，气血循经，而不外溢，所以不病肌衄。

此患者由于饮食不调，劳倦过度，或因外感，久而不愈，致使肝脾郁陷而不升，肺胃虚逆而不降，表里不和，营卫失调，表阳不能内交于里阴，营血溢于肌表，而作紫斑，里阴不能外济于表阳，营血溢于经络脏腑，而作肌衄。脾虚血弱，无以养心，故症见心悸气短，头晕目眩。血虚无以华色，故症见面色㿠白，唇甲无华。肝脾郁陷，脾失统摄，疏泄不藏，病久耗气伤阴，致气虚阴伤，气虚则统摄无权，气不摄血，血液不循常道而溢于脉外；阴虚火炎，血随火动，渗于脉外，均可致紫癜反复发作。治法当以气血双补、益气摄血、滋阴降火为主。方以八珍汤气血双补，二至丸滋阴降火，益气之品配以防风、羌活、独活、秦艽、葛根等风药使清阳上升则脾运，脾运则气血生化有源，从根本上达到治疗的目的。

毕老认为血证以血液不循常道，溢于脉外为共同特点。随出血部位的不同，常见的血证有鼻衄、齿衄、咳血、吐血、便血、尿血、紫斑等多种。外感、内伤的多种病因均会导致血证。其基本病机可以归纳为火热熏灼及气虚不摄两大类。在火热之中有实火、虚火之分；在气虚之中有气虚和气损及阳之别。治疗血证，主要应掌握治火、治气、治血三个基本原则。实火当清热泻火，虚火当滋阴降火；实证当清气降气，虚证当补气益气；各种血证均应酌情选用凉血止血、收敛止血或活血止血的药物。

闭 经 案

张某，女，20岁。患者4个月前减肥后出现月经未至，在某医院检查，B超检查提示"多囊卵巢综合征"，给予激素替代疗法，至今月经未至，乳胀，腰胀痛，眠差，二便正常。舌质淡红，苔薄白，脉沉细。治以温经汤加减，月经恢复正常。

主诉：月经未至4个月。月经未至，乳胀，腰胀痛，情绪低落，精神不集中，夜间疲惫。既往体健，否认遗传病史。否认药物及食物过敏史。

初诊（2019年4月29日）：体格检查示生命体征平稳，体态肥胖，面色白，神志清，精神差，正常面容，语言清晰，无异常气味闻及。皮肤及黏膜无黄染，上臂毛发浓密。浅表淋巴结未触及肿大，头发光泽，眼、耳、鼻及口腔未见异常。颈项无强直，气管居中，无瘿瘤。胸廓对称，无畸形；双肺呼吸音清晰，未闻及干湿啰音；心尖搏动及心浊音界正常，心率70次/分，律齐，未闻及杂音。腹部平软，无压痛，无反跳痛，未触及包块；肝脾未及，胆囊无压痛（墨菲氏征阴性）。双肾区无叩击痛。四肢关节无异常。舌质淡红，苔薄白，脉沉细。西医诊断为多囊卵巢综合征。证候诊断：寒凝胞宫，肝郁气滞，脾肾亏虚。中医诊断为闭经。治以温经散寒、疏肝理气、温肾活血。处以温经汤加减。

当归20g　川芎15g　白芍20g　吴茱萸6g　桂枝10g　丹皮20g　柴胡15g　香附30g　益母草30g　三棱15g　莪术15g　桃仁15g　红花15g　川牛膝20g　制远志15g　石菖蒲15g　淫羊藿20g　仙茅20g　水蛭12g　甘草6g

3剂，水煎3次，和匀，分3次服，日服1剂。

二诊：患者服药后月经仍未至，睡眠有所改善，舌质淡红，苔薄白，脉沉细。治以温经散寒、疏肝理气、温肾活血。处以温经汤加减。

当归 20g　川芎 15g　白芍 20g　吴茱萸 6g　桂枝 10g　丹皮 20g　柴胡 15g　香附 30g　益母草 30g　三棱 15g　莪术 15g　桃仁 15g　红花 15g　川牛膝 20g　淫羊藿 20g　仙茅 20g　水蛭 12g　甘草 6g

6 剂，水煎 3 次，和匀，分 3 次服，日服 1 剂。

三诊：患者服第二剂药时月经复来，月经量少，色淡红，经行腰痛明显，舌质淡红，苔薄白，脉沉细。治以养血通脉，益气升阳，温经散寒。处以四物汤加减。

当归 20g　川芎 15g　熟地黄 20g　白芍 20g　柴胡 15g　香附 30g　益母草 30g　三棱 15g　莪术 15g　杜仲 20g　牛膝 20g　党参 20g　白术 15g　黄芪 30g　陈皮 15g　法半夏 15g　淫羊藿 20g　仙茅 20g　巴戟天 20g　甘草 6g

6 剂，水煎 3 次，和匀，分 3 次服，日服 1 剂。

四诊：患者服药后气色佳，无腰痛，舌质淡红，苔薄白，脉沉细。毕老再以温经汤加减与之。

当归 20g　川芎 15g　白芍 20g　吴茱萸 6g　桂枝 10g　丹皮 20g　柴胡 15g　香附 30g　益母草 30g　三棱 15g　莪术 15g　桃仁 15g　红花 15g　川牛膝 20g　淫羊藿 20g　仙茅 20g　巴戟天 20g　甘草 6g

患者后多次复诊，前后治疗 6 个月余，月经周期正常，经色正常，无经行腹痛、腰痛，精神佳，纳眠可，二便调。

按　多囊卵巢综合征（PCOS）是一组复杂的症候群，其典型的临床表现为无排卵性月经失调（闭经、功能失调性子宫出血、月经稀发或不排卵月经），常伴有多毛、肥胖、不孕、双侧卵巢略大（或单侧卵巢略大）。是由于下丘脑-垂体-卵巢轴的关系异常，相互之间的平衡关系被打破，从而引起的慢性排卵功能障碍性疾病。

根据毕老的经验，此病主要涉及肾、脾、肝三脏。肾为先天之本、元气之根，主藏精。《内经》云："肾者主水，受五脏六腑之精而藏之。"肾藏精，精生血，血化精，精血同源而互生，共为月经的物质基础。血液运行依赖肾精元气的蒸腾气化而推动，肾中阴阳相配，作用相和，阴精充沛，温煦有源，气化有常，气血旺盛流畅；肾精不足则气化无力，温煦乏源，无力推动，则气化无力，气机升降出入失常，血失流畅，脉道涩滞而为瘀。

脾为后天之本、气血生化之源，脾主中气。脾气健旺，则气血生化有源，统摄有度，月经正常；反之，脾气虚弱，则气血生化乏源，血海空虚，无血可下，月经停闭。脾虚气亦虚，无力推动血液，血行不畅，导致血瘀，脾虚失于运化，导致瘀血停滞；气为血之帅，痰湿内蕴，阻滞气机，亦可导致血行不畅而为血瘀。《素问•阴阳别论》曰："二阳之病发心脾，有不得隐曲，女子不月。"二阳，谓阳明大肠及胃之脉也。隐曲，谓隐蔽委曲之事也。夫肠胃发病，心脾受之，心受之则血不流，脾受之则味不化，血不流故女子不月。论述了闭经的病因病机。

肝藏血，主疏泄，司血海。而女子以血为本，月经以血为用，精气条达，气机通畅，肝血充盈，则月经正常。肝气郁结，血行不畅而为瘀。

同时女子常宫寒，此因为外所因。所以毕老治疗此病的经验是以温经汤或四物汤为主方，随症加减，脾虚治脾、肝郁疏肝理气、肾虚则温补肾阳，灵活变化故可见效。观此医案前后用方，兼顾益肾养血补虚，活血软坚散结，加上益气健脾，疏肝通络，活血化瘀，温经通络，兼顾标本，虚实有序，故能短期内取得良好疗效。

毕老认为闭经中医辨证主要有虚证、实证之分，虚证主要有气血两虚证、肝肾两虚证。实证主要有气滞血瘀证、痰阻证。辨证重在辨明虚实或虚实夹杂的不同情况。治疗时，虚证者治以补肾滋肾，或补脾益气，或补血益阴，以滋养经血之源；实证者治以行气活血，或温经通脉，或祛邪行滞，以疏通冲任经脉。本病虚证多实证少，切忌妄行攻破之法，犯虚虚实实之戒。

膝痹案

邱某，男，47 岁。膝痛 1 年，畏寒肢冷，纳可，眠差，大便正常。舌淡红，苔薄白，脉细。西医诊断为骨性关节炎，证候诊断为肝肾亏虚，气血不和，中医诊断为膝痹。治以滋养肝肾，活血通络，处以独活寄生汤加减而愈。

主诉：1 年前患者受凉后出现双膝以下冷痛，腿软无力，腰痛，双足晨僵，双足时有麻木，活动不利。曾在某医院风湿科就诊，给予治疗骨质增生药物及止痛药口服后上述症状无明显好转。既往体健，否认药物及食物过敏史。

初诊（2019 年 8 月 7 日）：患者体态正常，面色如常，神志清，精神可，正常面容，语言清晰，无异常气味闻及。皮肤及黏膜无黄染，未见斑疹及瘰疬，浅表淋巴结未触及肿大，头发光泽，眼、耳、鼻及口腔未见异常。颈项无强直，气管居中，无瘿瘤。胸廓对称，无畸形；双肺呼吸音清晰，未闻及干湿啰音；心尖搏动及心浊音界正常，心率 96 次/分，律齐，未闻及杂音。腹部平软，无压痛，无反跳痛，未触及包块；肝脾未及，胆囊无压痛（墨菲氏征阴性）。双肾区无叩击痛。四肢无红肿热痛，无关节变形。舌淡红，苔薄白，脉细。腰椎 X 线片示腰 3～5 节骨质增生，其余椎体未见明显异常。类风湿因子全套测定均为阴性。治以滋养肝肾，活血通络。处以独活寄生汤加减。

独活 20g　寄生 20g　秦艽 15g　细辛 5g　桂枝 10g　防风 15g　熟地黄 20g　当归 20g　川芎 15g　续断 20g　怀牛膝 20g　白芍 20g　党参 20g　千年健 20g　姜黄 20g　枸杞子 20g　五味子 15g　炙甘草 6g

3 剂，水煎 3 次，和匀，分 3 次服，日服 1 剂。

二诊：患者服药后双膝冷痛和腰痛略有好转，双足麻木，畏寒肢冷缓解，纳可，眠差，大便正常。舌淡红，苔薄白，脉细。治以滋养肝肾，活血通络。

独活 20g　寄生 20g　秦艽 15g　细辛 5g　桂枝 10g　防风 15g　熟地黄 20g　当归 20g　川芎 15g　续断 20g　怀牛膝 20g　白芍 20g　党参 20g　千年健 20g　姜黄 20g　枸杞子 20g　黄芪 30g　杜仲 20g　炙甘草 6g

6 剂，水煎 3 次，和匀，分 3 次服，日服 1 剂。

三诊：患者服药后前述症状明显好转。此后多次就诊，毕老均以上方加减治疗，逐渐痊愈。

按　《素问·痹论》说："风寒湿三气杂至，合而为痹也。其风气胜者为行痹，寒气胜者为痛痹，湿气胜者为著痹也。"患者感受风寒湿邪发为痹证，而出现关节痛。患者年龄较大，肝肾不足，其脉细亦是肝肾不足的表现。其证乃风寒湿邪痹着日久，损伤肝肾，耗伤气血所致，治以祛风寒、固肾气，同时还应补益肝肾、补益气血，正气盛则外邪不易入侵。本例痹证，虽有腰酸冷痛，腿软无力，双足麻木，活动不利等表现，但以冷痛为主，属寒湿之证，当治以温剂。盖沉寒积冷，着于腰肾，凝结筋络，非大剂温通之品不能取效。初诊患者脾肾阳虚，故立温补脾肾、温经通络之法。方中独活祛风除湿，通痹止痛，为君药。配伍防风、秦艽、细辛、桂皮祛风胜湿，蠲痹止痛，温通经脉为臣药。佐以寄生、杜仲、怀牛膝祛风湿兼补肝肾；当归、川芎、熟地黄、芍药补血和血；党参、炙甘草补气健脾。甘草调和诸药，兼为使药。全方祛邪扶正，标本兼顾，使气血足而风湿除，肝肾强而痹痛愈。

毕老认为本病既有轻证，又有重证，也有恶候，因此，治疗上应分清层次。总以祛邪活络，缓急止痛为其大法。对于风胜者用散风之品，当中病即止，不可多用，以防风燥之剂伤阴、燥血、耗气；寒胜者在散寒的同时，须结合助阳之品，使其阳气充足，则血活寒散，滞通痹畅而病愈；湿胜者，在渗湿化浊的同时，佐以健脾益气之品，使其脾旺能胜湿，气足无顽麻；热胜者，以清泄郁热为主，佐以活血通络，亦须防苦寒伤阳、滞湿之过；病久入络者，本着"治风先治血，血行风自灭"之理调之，须配以扶正药物。

郁 证 案

姚某，女，41岁。2019年3月27日来诊。患者入睡困难，情绪低落反复发作5年，声音低沉，舌质红，苔微黄，脉弦细。诊断为郁证，辨证为心脾两虚，气滞血瘀。毕老治以补益心脾，活血化瘀为法，处以首乌散加减。

主诉：入睡困难，情绪低落反复发作5年。患者5年前无明显诱因出现间断性入睡困难，睡后易惊醒，阵发性情绪低落，易发脾气，心烦，急躁易怒。曾在某医院精神科就诊，诊断为"忧郁症"。给予治疗忧郁的药物服用后无明显好转。故到我院就诊。伴见口干，稍感口苦，汗多，纳食差，二便正常，舌质红，苔微黄，脉弦细。诊断为郁证，辨证为心脾两虚，气滞血瘀。治以补益心脾，活血化瘀为法，处以首乌散加减。

何首乌30g 丹参30g 枸杞子20g 白芍20g 钩藤20g 白蒺藜20g 人参20g 白术15g 黄芪30g 当归20g 酸枣仁30g 五味子15g 炙远志15g 龙齿30g（先煎） 香附30g 知母20g 百合30g 郁金20g 浮小麦30g 炙甘草6g

5剂，慢火煎取200ml，水煎3次，和匀，分3次口服，日服1剂。

二诊（2019年4月5日）：患者服药后情绪稍平稳，但生气时仍出现睡眠质量差，入睡困难。出汗减少，纳食及二便均正常，舌红，苔微黄，脉弦细，在上方基础上加减治疗。

何首乌30g 丹参30g 枸杞子20g 白芍20g 钩藤20g 白蒺藜20g 人参20g 白术15g 黄芪30g 当归20g 酸枣仁30g 五味子15g 炙远志15g 龙齿30g（先煎） 郁金20g 知母20g 百合30g 琥珀10g 炙甘草6g

5剂，慢火煎取200ml，水煎3次，和匀，分3次口服，日服1剂。

三诊（2019年4月12日）：患者服药后情绪基本稳定，睡眠质量明显好转，纳食及二便均正常，舌红，苔微黄，脉弦细。以上方加减治疗。

何首乌30g 丹参30g 枸杞子20g 白芍20g 钩藤20g 白蒺藜20g 人参15g 白术15g 黄芪30g 茯苓20g 酸枣仁30g 炙远志15g 龙齿30g（先煎） 郁金20g 知母15g 百合30g 炙甘草6g

10 剂，慢火煎取 200ml，水煎 3 次，和匀，分 3 次口服，日服 1 剂。

按 对于郁证的记载，最早见于《素问·六元正纪大论》，其载有木、火、土、金、水五气之郁，并提出"木郁达之，火郁发之，土郁夺之，金郁泄之，水郁折之"的治疗原则。元代《丹溪心法》从内伤情志致郁立论，创六郁之说，分气、血、湿、热、痰、食六类郁证，并指出："气血冲和，万病不生，一有怫郁，诸病生焉。故人身诸病，多生于郁。"《证治汇补》提出治郁之法，除"顺气""升提"外，对其他病理因素分别采取降火、化痰、消积等相应治疗措施。《临证指南医案》认为郁证之治"全在于病者能移情易性"。情志调理亦为本证的重要治疗措施。本病病位主要在肝，肝喜条达而主疏泄，长期肝郁不解，情志不畅，肝失疏泄，可引起五脏气血失调，忧思伤脾，思则气结，既可导致气郁生痰，又可因生化无源，气血不足而形成心脾两虚，心神失养之证。毕老在应诊此患者时，考虑患者郁证时间较长，长期情绪低落，睡眠障碍，则导致忧思伤脾，气血生化不足，不能营养心脾，气虚则无力推动血行，久则致气滞血瘀，故以补益心脾，活血化瘀的归脾汤合首乌散为主方加减。首乌散中何首乌、丹参活血祛瘀，补益精血，白芍养血敛阴，平抑肝阳，枸杞子滋补肝肾，四君子补益气血，配以安神解郁之品。全方合用，共奏补益心脾，活血化瘀通窍之功，患者诸症得解。

项 痹 案

裴某，女，74 岁。患者 3 年前反复出现头项部疼痛不适，僵硬，活动不利，右手麻木，10 天前患者头项部疼痛加剧，双上肢麻木，四肢不温，右侧头痛，肩背疼痛，背心冷，口干，在某医院行 MRI 检查提示颈 4～6 椎间盘突出，椎间孔狭窄，颈椎骨质增生，给予颈椎牵引、止痛药等治疗无效，身瘙痒、双下肢水肿，纳食可，眠可，二便正常。舌质淡红，苔薄白，脉沉细。

主诉：颈痛伴上肢麻木 3 年，复发加重 10 天。双上肢麻木，四肢不温，右侧头痛，肩背疼痛。高血压病史 10 年，服用降压药（具体不详），血压控制尚可。否认药物及食物过敏史。

初诊（2019 年 4 月 22 日）：体格检查示生命体征平稳，体态正常，面色如常，神志清，精神可，正常面容，语言清晰，无异常气味闻及。皮肤及黏膜无黄染，浅表淋巴结未触及肿大，头发光泽，眼、耳、鼻及口腔未见异常。颈项强直，颈 7 压痛明显，肩背肌肉僵硬，气管居中，无瘿瘤。胸廓对称，无畸形；双肺呼吸音清晰，未闻及干湿啰音；心尖搏动及心浊音界正常，心率 75 次/分，律齐，未闻及杂音。腹部平软，无压痛，无反跳痛，未触及包块；肝脾未及，胆囊无压痛（墨菲氏征阴性）。双肾区无叩击痛。四肢关节无异常。舌质淡红，苔薄白，脉沉细。证候诊断为营血虚弱，寒凝经脉。中医诊断为项痹。治以养血通脉，益气升阳，温经散寒。处以当归四逆汤加减。

党参 20g 白术 15g 黄芪 30g 当归 20g 白芍 20g 桂枝 10g 木通 15g 细辛 6g 防风 15g 羌活 15g 独活 20g 威灵仙 20g 葛根 20g 柴胡 15g 狗脊 30g 天花粉 30g 甘草 6g

3 剂，水煎 3 次，和匀，分 3 次服，日服 1 剂。

二诊：患者服药后头项部疼痛不适、僵硬症状似有好转，仍活动不利，双手麻木未见改善，但四肢不温、肩背疼痛、背心冷等症状明显改善，右侧头痛不剧，但头巅顶疼痛，舌质淡红，苔薄白，脉沉细。治以养血通脉，益气升阳，温经散寒。处以当归四逆汤加减。

党参20g　白术15g　黄芪30g　当归20g　白芍20g　桂枝10g　木通15g　细辛6g　防风15g　羌活15g　独活20g　威灵仙20g　葛根20g　吴茱萸6g　狗脊30g　伸筋草30g　法半夏15g　陈皮15g　白土茯苓30g　甘草6g

6剂，水煎3次，和匀，分3次服，日服1剂。

三诊：患者服药后头项部疼痛改善，无僵硬症状，活动自如，双手麻木改善，头痛缓解，舌质淡红，苔薄白，脉沉细。治以养血通脉，益气升阳，温经散寒。处以当归四逆汤加减。

党参20g　白术15g　黄芪30g　当归20g　白芍20g　桂枝10g　木通15g　细辛6g　防风15g　羌活15g　独活20g　威灵仙20g　葛根20g　伸筋草30g　桑枝30g　甘草6g

6剂，水煎3次，和匀，分3次服，日服1剂。

按　《伤寒论·辨厥阴病脉证并治》351条曰："手足厥寒，脉细欲绝者，当归四逆汤主之。"

此案为女性患者，"女子以肝为先天，以血为本"。肝为风木之脏，性喜条达、恶抑郁，主藏血、主疏泄，刘河间云："天癸既行，皆从厥阴论之"，由于社会压力增大，女性肝失条达，抑郁日久，藏血不足，则血虚，又感经脉受寒，寒邪凝滞，血行不利，阳气不能达于四肢末端，营血不能充盈血脉，遂呈手足厥寒。患者正虚劳损，筋脉失养，风、寒、湿、热等邪气闭阻经络，影响气血运行。经络痹阻，气血不通，故不通则痛；正气虚弱，气血不足，筋脉失养，故不荣则痛。《伤寒论》说太阳病"项背强几几"，用葛根汤治之，而该处病变正属太阳之病，病理变化可归结为邪犯太阳，营卫不和，经输不利。

针对此基本病机，治当养血通脉，益气升阳，温经散寒，故毕老用当归四逆汤可为方证相应，方中当归调经止痛，养血生肌，治痿痹癥瘕，桂枝温经通脉，发汗解肌，细辛治诸风痹痛，通经气，利九窍；白芍散恶血，缓中止痛，木通通阴阳，散表邪，行营卫，甘草通经脉，利血气。合之可收温经散寒、活血止痛之功。

产后风案

张某，女，30岁。产后双上臂疼痛33天。患者于33天前剖宫产下一健康男婴，后因受寒出现双上臂疼痛，呈持续性酸痛，伴麻木，自行用陈艾、石菖蒲煎汤外洗，未见缓解，然上臂疼痛得热则减，至某医院就诊，查血沉正常，抗ASO阴性。舌淡，苔薄白，脉浮紧。诊断为产后风（产后身痛），西医诊断考虑产后栓塞性静脉炎。予以当归四逆汤加减化裁，6剂痊愈。毕老在其诊治中重视抓住寒凝与血虚病机，采用温经散寒，养血通脉法，得效验。

初诊（2018年12月26日）：时症见双上臂疼痛，呈持续性酸痛，伴麻木，疼痛得温则减，自觉骨痛如冰，纳可，奶水畅，恶露已净，眠差，时有便秘，查其臂不红不肿。诊其舌淡，苔薄白，脉细弱。此为产时、产后失血过多，或产后虚损未复，阴血亏虚，四肢百骸空虚，经脉、关节失于濡养，外加风寒凝于肌肤而致。法当温经散寒，养血通脉，方拟当归四逆汤加减治之。

人参20g　白术15g　黄芪30g　当归20g　川芎15g　桂枝10g　木通15g　细辛5g　防风15g　羌活15g　独活20g　威灵仙20g　橘络15g　桑枝30g　寄生15g　甘草6g

3剂，水煎3次，和匀，分3次服，日服1剂。忌生冷、辛辣刺激之品。

二诊（2018年12月31日）：服用3剂后患者双上臂疼痛缓解，又有酸胀感觉。诊其舌淡，苔薄白，脉浮而微数。此乃邪去正安之象，故仍以当归四逆汤加减治之。

人参20g　白术15g　黄芪30g　当归20g　川芎15g　桂枝10g　木通15g　细辛5g　防风15g　羌活15g　独活20g　威灵仙20g　桑枝30g　寄生15g　甘草6g

3剂，水煎3次，和匀，分3次服，日服1剂。忌生冷、辛辣刺激之品。

三诊：服用3剂后患者上臂疼痛、不适基本消失，续投升阳益胃汤加减调补，随访诸症均消失，无复发。

按　患者产时、产后失血过多，或产后虚损未复，阴血亏虚，四肢百骸空虚，经脉、关节失于濡养，肢体不荣而痛；气血不足，卫阳不固，腠理不密，起居不慎，风、寒、湿之邪乘虚而入，留滞经络关节，气血受阻，痹阻不通，故关节疼痛，屈伸不利。寒邪独盛，疼痛剧烈，血得热行，故得热则舒。湿邪偏盛，则关节肿胀、重著，邪阻经脉，血行不畅，肢体失养则麻木。舌淡，苔薄白，脉细均为血虚之象。

故而治当温经散寒，养血通脉。拟当归四逆汤，方中当归甘温，养血和血；桂枝辛温，温经散寒，温通血脉，为君药。细辛温经散寒，助桂枝温通血脉为臣药。木通通经脉，以畅血行；甘草配合人参、白术、黄芪，益气健脾养血，共为佐药。再以桑枝为引，寄生补肝肾，羌活、防风、独活合威灵仙祛风通络，甘草兼调药性而为使药。全方共奏温经散寒，养血通脉之效，可谓中的。

毕老认为此患者产后臂痛也属于"痹证"范畴，风、寒、湿、热之邪伤及肢节、经络、肌肉是为病发的外在因素；而正气有亏或先天不足，是病成不可缺少的内在因素。邪气闭塞，气血不通，肌肉、关节受累，经络闭阻，脉络失养是为病机之根本所在。故治疗时以祛邪活络、缓急止痛为其大法。对风胜之行痹，当宣痹通经祛风，但风药中病即止，以防风燥耗气燥血之过；寒胜之痛痹，当温经散寒，又应结合助阳之味，使阳气充足，则寒散血活滞通而诸症愈；湿胜之着痹，宜渗湿通经，佐以健脾之味，使脾旺能胜湿，气足无顽麻；热痹用清热解毒之味当防其苦寒太过；若病久入络之肝肾亏损、痰瘀相结者，必当强壮筋骨，益气活络，佐以豁痰之味，使其气化得通，经络畅达，痰散瘀解而病愈，且不可活化太过，以防燥气耗血伤津之弊；至于气虚血亏者，当益气养血，佐以舒筋之味治之。病久、虚实夹杂者，当明辨标本虚实而兼顾之。

口　干　案

陈某，女，58岁。口干、鼻干、眼干、大便干半年。3年前诊断为糖尿病，服用二甲双胍等药物，血糖控制尚可，半年前，患者无明显原因出现口干、鼻干、眼干、大便症状，多方求医，未见缓解，遂至毕老处就诊。毕老在诊治中一波三折，后舍证求脉，采用发汗达表、疏风退热法，辨证运用防风通圣散，方收奇效，故临阵必须抓住主要矛盾，审症求因，懂得取舍，方为上医。

初诊（2019年4月3日）：时症见口干不欲引饮、鼻干、眼干、大便干，眼涩，夜间汗多，白天动辄汗出，纳可，眠可，小便调。诊其舌红，苔薄黄，脉浮数。毕老认为，患者以大渴引饮为主，乃肺受燥热所伤，肺主气，为水之上源，敷布津液，燥热伤肺则津液输布失司，故见燥热之象。法当益气生津，滋阴润燥，方拟麦门冬饮子加减治之。

太子参20g　白术15g　黄芪30g　沙参20g　麦冬20g　知母20g　百合20g　黄芩15g

金银花20g　菊花15g　谷精草20g　夏枯草20g　槟榔8g　生石膏30g　丹参20g　玄参20g　葛根20g

3剂，水煎3次，和匀，分3次服，日服1剂。忌辛辣刺激之品。

二诊：服用3剂后患者诸症未缓解，但口干似有少许减轻，不欲引饮，大便干结甚，已7日未解大便，小便黄。诊其舌红，苔黄腻，脉浮而数。此乃方不对证，舍其证，求其脉，并无阴虚之候，而见热甚于内，故拟止痛如神汤加泄三焦、五脏热之品治之。

苍术15g　黄柏20g　秦艽15g　防风15g　归尾20g　桃仁15g　泽泻20g　槟榔8g　川大黄10g（后下）　生石膏30g　淡竹叶20g　黄芩15g　黄连6g　龙胆草15g

3剂，水煎3次，和匀，分3次服，日服1剂。忌辛辣刺激之品。

三诊：服用3剂后口干、鼻干稍有缓解，大便一次，但仍干结，小便黄，诊其舌红，苔黄腻，但黄似轻于前，脉浮数，究其脉浮，此乃表里三焦俱实也，投防风通圣散加减治之。

防风15g　川大黄6g　荆芥15g　麻黄12g　山栀子15g　连翘20g　桔梗15g　当归15g　川芎15g　滑石20g　薄荷6g　黄芩15g　苍耳子15g　辛夷15g　白芍20g

3剂，水煎3次，和匀，分3次服，日服1剂。忌辛辣刺激之品。

四诊：患者服用前药后，口干、鼻干、眼干、大便干诸干症俱有所缓解，心情大好，食欲增加，小便少黄，大便能1~2日一行，诊其舌红，苔薄黄，脉数，此乃证和，遂投前方6剂，随访未再复发。

按　此案诊治可谓一波三折，先诊患者，一派阴虚内热，燥热伤津之象，又因其糖尿病病史，遂先入为主，辨其为燥热伤津，阴虚内热，投大剂滋阴之品。然药后患者病不退反进。毕老临证当机立断，舍证从脉，从舌红，苔黄腻，脉浮而数入手，辨其三焦热甚，投泻火之品，方有小效。遂进一步求脉，一浮一数，知其表里三焦俱热，防风通圣散一剂则效。

徐灵胎曰："有宜从症者，有宜从脉者，必有一定之故。审之既真，则病情不能逃。若辨证不明，否则不为症所误，必为脉所误矣。故宜从症者，虽脉极顺而症危，亦断其必死。宜从脉者，虽症极险，而脉和，亦决其必生。"《医宗必读·脉法心参》言："表证汗之，此其常也。仲景曰：病发热头痛，脉反沉，身体疼痛，当救其里，用四逆汤。此从脉之沉也。"临证当果断判断，及时舍脉从证和舍证从脉。

方中防风、荆芥、麻黄、薄荷轻清升散，疏风解表，使风热之邪从汗而解；川大黄泻热通便，山栀子、滑石清热利湿，使里热从二便而出；更以生石膏、黄芩、连翘、桔梗清解肺胃之热；当归、川芎、白芍养血和血，白术健脾和中。它能治上通下，解表益里，上下并医，表里同治；具有上不损下，下不损上；表不伤里，里不伤表；上下表里，虚实寒热，无不俱到的绝妙功效，此用可谓精当。

毕老认为此案口干是关键，《景岳全书》云："口渴、口干大有不同……盖渴因火燥有余，干因津液不足，火有余者当以实热论，津液不足者当以阴虚论。"患者口干不欲引饮，此为火有余，加之脉浮数，当为风热壅盛，表里三焦皆实者，宜防风通圣散。临床上常遇到病证与脉象不统一的情况，此时就需要反复思考，仔细分析病因病机，抓住治疗要点。

痿 证 案

江某，女，84岁。双足萎软无力15天。在某医院就诊，头部MRI提示基底节区多发性腔梗死，诊断为"多发性腔梗死"，给予营养脑神经、活血化瘀等治疗，双下肢无力症状未改善。诊断为痿证，证属气虚血瘀，髓海不足。毕老临证治以益气升阳、补肾填精之法，予以升阳益胃汤合首乌散加减治之，其效甚佳。

主诉：双足萎软无力15天。患者15天前无明显诱因出现双足萎软无力症状。在某医院行头部MRI检查提示基底节区多发性腔梗死，诊断为"多发性腔梗死"，给予营养脑神经、活血化瘀等治疗，双下肢无力症状未改善。为求中医治疗，至毕老处就诊。

初诊（2017年12月26日）：时症见双足萎软无力，伸舌偏右，左上肢肌力三级+，尚能行走，神疲、乏力、气短、畏寒，纳呆，眠差，大便干结，小便调。诊其舌红，苔薄黄，脉沉细。此为痿证，证属气虚血瘀，髓海不足，发而为痿。法当益气升阳、补肾填精，以升阳益胃汤合首乌散加减治之。

何首乌30g 丹参30g 白芍20g 枸杞子20g 钩藤20g 白蒺藜20g 党参20g 白术15g 黄芪20g 黄连5g 砂仁10g 川木香15g 神曲20g 谷芽20g 鸡内金20g 山楂20g 麦冬15g 五味子15g 防风15g 羌活15g 独活20g 黄芩15g 槟榔7g 甘草6g

3剂，水煎3次，和匀，分3次服，日服1剂。

二诊：服用3剂后患者病情有所好转，精神佳，胃口大好，手足力量增加，大便稀溏，口干，畏寒，舌红，苔薄黄，脉弦细、弱。此为有效，效不更方。故仍以上方加减治之。

何首乌30g 丹参30g 白芍20g 枸杞子20g 钩藤20g 白蒺藜20g 党参20g 白术15g 黄芪20g 黄连5g 砂仁10g 川木香15g 神曲20g 谷芽20g 鸡内金20g 山楂20g 麦冬15g 五味子15g 防风15g 羌活15g 独活20g 槟榔6g 甘草6g

6剂，水煎3次，和匀，分3次服，日服1剂。

三诊：患者服用后睡眠好，饮食增，二便自调，手足力量逐渐增加，头脑清利，二便调。诊其舌红，苔薄白，脉微弦。此乃有效，守方如前，再用升阳益胃汤合首乌散治之。

何首乌30g 丹参30g 白芍20g 枸杞子20g 钩藤20g 白蒺藜20g 党参20g 白术15g 黄芪20g 黄连5g 神曲20g 谷芽20g 鸡内金20g 山楂20g 麦冬15g 五味子15g 防风15g 羌活15g 独活20g 甘草6g

6剂，水煎3次，和匀，分3次服，日服1剂。

后患者多次复诊，乃治疗其他疾患，手足无力症状消失。

按 患者年事已高，素体脾胃虚弱，久病致虚，气血亏虚，中气受损，脾胃受纳、运化、输布精微的功能失常，气血津液生化之源不足，无以濡养五脏，以致筋骨肌肉失养。又见饮食失节，劳倦思虑过度，脾胃虚弱，不能运化水湿，聚湿成痰，痰湿内停，客于经脉，乃致痿。正如《景岳全书》指出痿证乃"元气败伤则精虚不能灌溉，血虚不能营养者，亦不少矣"。《临证指南医案》亦指出本病为"肝肾肺胃四经之病"。故而毕老治疗此证，重在调理肝、肾、肺、脾、胃功能，益气升阳，补肾填精。方以香砂六君子助阳益胃，补脾胃之上药也，加黄芪以补肺而固；加何首乌、枸杞子补益肝肾，滋水涵木，钩藤平肝息风，白芍敛阴，丹参补血活血，白蒺藜散风疏肝，佐以防风、羌活、独活升阳，黄芩清利肺热，槟榔通腑，神曲、山楂、谷芽、鸡内金助消化，以防药味滋腻太过。此正是《内经》"治痿独取阳明"之正治，而庸医但见脑梗死一病而一味使用活血化瘀之法则是背离了辨证论治思想，此当以为戒。

腹　胀　案

陈某，男，55 岁。腹胀、腹冷 3 个月。曾多处求医，医乃以温阳之法治之，肉桂、附子用之靡多，但收效甚微。毕老临证，辨其为脾虚气滞、中阳不振、寒凝经脉，治以升阳益胃汤加减，效宏。

主诉：腹胀、腹冷 3 个月。患者 3 个月前无明显诱因出现腹部胀满，胃脘不适，腹部发冷，双侧腹股沟发冷，双下肢胀痛，在院外多处求医，西医检查多项均正常，中医治以温阳散寒之剂，使用大量肉桂、附子，但起效差。为求进一步治疗，遂至毕老处就诊。

初诊（2013 年 12 月 4 日）：时症见腹部胀满，腹部发冷，双侧腹股沟发冷，双下肢胀痛，无反酸、嗳气，少气懒言、疲倦乏力，双下肢无水肿，纳呆，睡眠正常，大便不成形，每日 1 次，舌淡，苔白，脉沉细。此乃脾气虚弱，中阳不振，气滞中焦，加之寒凝经脉所致。故治当益气升阳，散寒通络。方拟升阳益胃汤加减治之。

党参 20g　白术 15g　黄芪 30g　法半夏 15g　陈皮 15g　天台乌药 20g　黄连 5g　大腹皮 15g　吴茱萸 6g　小茴香 15g　神曲 20g　防风 15g　鸡内金 20g　羌活 15g　独活 20g　白芍 20g　柴胡 15g　炙甘草 6g

3 剂，水煎 3 次，和匀，分 3 次服，日服 1 剂。

二诊：患者服药后上腹部胀有所缓解，气短乏力，仍感小腹周围胀痛，牵引睾丸疼痛，腹部冷感，小腿发冷，纳差，大便不成形，舌淡，苔白，脉沉。此为气滞得缓，脾阳不足，脾胃虚弱，脾失健运，寒凝经脉。法当健脾益胃为要，散寒通络为引，以升阳益胃汤加减治之。

党参 20g　白术 15g　黄芪 30g　黄连 5g　苍术 15g　厚朴 15g　茯苓 20g　泽泻 20g　吴茱萸 6g　柴胡 15g　天台乌药 20g　大腹皮 15g　独活 20g　寄生 20g　威灵仙 20g　怀牛膝 20g　木瓜 30g　薏苡仁 30g　伸筋草 30g　炙甘草 6g

3 剂，水煎 3 次，和匀，分 3 次服，日服 1 剂。

三诊：患者服用 3 剂后，上腹部胀缓解，气短乏力改善，腹部冷感减轻，纳食增加，大便稍成形，舌淡，苔白，脉细。以前方加减巩固治之。

党参 20g　白术 15g　黄芪 30g　黄连 5g　小茴香 15g　厚朴 15g　茯苓 20g　泽泻 20g　吴茱萸 6g　柴胡 15g　天台乌药 20g　大腹皮 15g　独活 20g　寄生 20g　威灵仙 20g　怀牛膝 20g　木瓜 30g　薏苡仁 30g　白扁豆 30g　炙甘草 6g

后患者多次就诊，毕老均以上方调治，均收到较好的疗效。

按　此案患者病前饮食不节，起居无常，时觉胃脘不适，实为脾胃已伤之象，久之中焦失运，其气下陷发为本病。中焦失健，运化失常，则大便溏泻，纳呆，久之中气下陷，脾胃虚弱，气血生化不足，则少气懒言、疲倦乏力。脾胃伤久则脾阳大损，累及肾阳，加之患者年事已高，其肾本虚，脾失温煦，阳不制阴，寒乃客之，故病情逐渐加重，感胃脘冷，血得温则行，得寒则凝，寒客血脉，寒凝血瘀，故见少腹冷，痛引阴器。此案脾虚为本，寒凝为标，属本虚标实之证。治疗上以益气健脾、升阳为主，散寒为辅。以党参、白术、黄芪益气健脾，防风、羌活、独活等风药祛风除湿，载药上行，以白术、泽泻健脾利湿，小茴香、吴茱萸温中散寒，天台乌药、大腹皮行气消滞，使脾阳得振，健运得法，则寒邪自除，诸症自消。

口 臭 案

向某，女，41 岁。口干、口苦、口臭 6 个月，复发加重 3 天。诊断为口臭，证属湿热中阻。在某医院诊断为免疫功能紊乱，给予维生素、干扰素、鸡骨草颗粒治疗效差，反复发作。毕老临证治以清热利湿、扶正祛邪之法，予以益气解毒汤加减，疗效佳。

主诉：口干、口苦、口臭 6 个月，复发加重 3 天。患者 6 个月前无明显诱因出现口干、口苦、口臭症状，伴鼻尖、舌尖瘙痒。在某医院就诊，查肝功能谷丙转氨酶 130U/L，诊断为免疫功能紊乱，给予维生素、干扰素、鸡骨草颗粒治疗，症状仍然反复发作，效果不理想。3 天前，患者感觉上述症状复发，为求治中医，遂至毕老处就诊。

初诊（2014 年 10 月 29 日）：时症见患者口干、口苦，口臭自己能察觉，伴胸胁苦闷，白带量多，月经周期正常，无发热，眠可，纳呆，小便调，大便干。诊其舌淡红，苔白微腻，脉沉。此为口臭，证属湿热蕴郁肝胆，中阳不足，气机不利，发而为病。法当清热利湿，扶正祛邪，主以益气解毒汤加减治之。

黄芪 30g　黄柏 20g　黄连 5g　金银花 20g　寄生 15g　苍术 15g　厚朴 12g　藿香 15g　白土茯苓 30g　白鲜皮 20g　生地黄 30g　丹皮 30g　赤芍 30g　生石膏 30g　蜈蚣 2 条　地肤子 20g　苦参 20g　黄芩 15g　槟榔 7g　甘草 6g

3 剂，水煎 3 次，和匀，分 3 次服，日服 1 剂。

二诊：服用 3 剂后患者口干减轻，大便干好转，苔薄白，脉沉细。此乃气机得畅，故仍以上方加减治之。

黄芪 30g　黄柏 20g　黄连 5g　金银花 20g　寄生 15g　苍术 15g　厚朴 12g　藿香 15g　白土茯苓 30g　生地黄 30g　丹皮 30g　赤芍 30g　白鲜皮 20g　蜈蚣 2 条　苦参 20g　地肤子 20g　地骨皮 20g　甘草 6g

6 剂，水煎 3 次，和匀，分 3 次服，日服 1 剂。

三诊：患者服用前方后，胁痛症状缓解，腰背少痛，睡眠好，饮食增，二便自调，口苦、口臭有所好转，舌尖、鼻尖瘙痒症状消失。诊其舌红，苔薄白，脉沉而缓。此乃有效，守方如前，拟用益气解毒汤加味治之。

黄芪 30g　黄柏 20g　黄连 5g　金银花 20g　寄生 15g　苍术 15g　厚朴 12g　藿香 15g　白豆蔻 10g　茵陈 20g　滑石 20g　白土茯苓 30g　生地黄 30g　丹皮 30g　赤芍 30g　白鲜皮 20g　蜈蚣 2 条　苦参 20g　地肤子 20g　地骨皮 20g　甘草 6g

6 剂，水煎 3 次，和匀，分 3 次服，日服 1 剂。

后患者连续服药 1 个月余，口干、口苦、口臭症状消失，在某医院复查肝功能，转氨酶降至 32U/L。

按　患者感受湿、热之邪，兼有脾胃运化失常，湿浊内生，湿郁化热，湿热蕴结肝胆。湿热相蒸，蕴于肝胆，肝胆疏泄失常，故胁肋满闷，舌红，苔腻；胆气上溢则口苦；湿热郁阻，脾胃升降失司，故纳呆、大便不调；气机遏阻则津不上承，发为口干；湿热下注则见带下，此为脾胃本虚，湿热标实，治宜扶正祛邪，清热利湿。毕老以益气解毒汤治之，方中黄芪补脾胃元气，黄连、黄柏清利中下焦湿热，金银花清血分热毒，白土茯苓分利下焦湿毒，藿香、厚朴运脾，又取黄连、厚朴健脾醒胃。因患者兼有皮肤瘙痒之症，故用白鲜皮、苦参、地肤子之属止痒，生地黄、丹皮、赤芍清利血分热，蜈蚣搜风通络止痒。用益气解毒汤治疗此症可谓相得益彰。益气解毒汤本为贵州名中医石玉书治疗妇科湿热带下症的经验方，毕老治疗此症用该方，可谓推陈出新，然仔细体会之，此乃毕老辨证论治灵活用方的典型案例。

肝 风 案

吴某，男，9岁。眼睛和口角不自主抽动伴脾气暴躁5年余。在某儿童医院诊断为"小儿抽动秽语综合征"，给予镇静剂治疗，效果不理想。诊断为肝风证、郁证，证属肝风内动，痰迷心窍。毕老临证治以平肝息风、补肾填精、开郁化痰之法，予以首乌散加减治之，3周治愈。

主诉：眼睛和口角不自主抽动伴脾气暴躁5年余。患者5年来无明显诱因出现眼睛和口角不自主抽动症状，每日发作10～20次，脾气暴躁，注意力差，常打人毁物，学习成绩差。在某儿童医院诊断为"小儿抽动秽语综合征"，给予镇静剂治疗，效果不理想。为避免长期复用西药对患儿肝肾功能造成影响，遂求治于毕老处。

初诊（2018年2月5日）：时症见患儿消瘦，眼睛和口角不自主抽动，注意力不集中，语音低微，精神亢奋、纳可，眠可，大便时干时溏，小便调。诊其舌红，苔薄黄，脉弦细。此为肝风证，兼有郁证，乃肝风内动，痰迷心窍所致。法当平肝息风、补肾填精、开郁化痰，拟以首乌散加减治之。

何首乌15g 丹参15g 白芍12g 枸杞子15g 钩藤15g 白蒺藜15g 天麻10g 黄连3g 郁金15g 胆南星12g 竹茹15g 甘草5g

3剂，水煎3次，和匀，分3次服，日服1剂。

二诊：服用3剂后患儿眼睛和口角仍见不自主抽动，但精神佳，打人毁物等狂躁症状有所缓解，注意力似有提高，能安心完成诊疗过程，纳可，眠可，二便调，舌红，苔薄黄，脉弦细、弱。此乃有效，效不更方，故仍以上方加减治之。

何首乌15g 丹参15g 白芍12g 枸杞子15g 钩藤15g 白蒺藜15g 天麻10g 黄连3g 郁金15g 胆南星12g 竹茹15g 甘草5g

6剂，水煎3次，和匀，分3次服，日服1剂。

三诊：患者服药后睡眠好，二便自调，眼睛和口角抽动频率减少，头脑清利，课堂上能保持安静。诊其舌红，苔薄白，脉微弦。再用首乌散治之。

何首乌15g 丹参15g 白芍12g 枸杞子15g 钩藤15g 白蒺藜15g 天麻10g 黄连3g 郁金15g 胆南星12g 竹茹15g 甘草5g

6剂，水煎3次，和匀，分3次服，日服1剂。

后患者复诊，眼睛和口角不自主抽动频率再次减少，注意力较为集中，给予上方6剂后未来复诊。

按 小儿抽动秽语综合征是在儿童期起病的一种神经精神障碍疾病，其发病原因目前尚不十分明了，西医多用中枢神经系统药物治疗，对小儿肝、肾多有损害。中医历代文献无抽动症病名的记载，经查阅文献，单从症状来判断，中医可以把本病归于"肝风证""郁证"范畴。毕老临证，认为该患儿肾精虚亏则筋失所养，肾阴不足，水不涵木则肝阳失潜，浮越上亢，阳亢风动。患儿禀赋不足，肾精虚亏更显。另外，患儿长期所欲不遂，精神压抑，情绪低落，学习负担过重，家庭管教过严等致心理压力过大，使患儿木失条达，肝气郁滞，久之则气郁化火，肝阳亢盛，酿成风阳鼓动、痰火内扰心窍之证。另如，紧张、焦虑、压抑、思虑等，日久暗耗阴血，内劫肾精，从而引发肾虚肝旺，阳亢风动之证。小儿用药宜少宜精，以首乌散加减正当适宜。此方以何首乌、枸杞子补益肝肾，滋水涵木，钩藤平肝息风，白芍敛阴，丹参补血活血，白蒺藜散风疏肝，加天麻平肝息风，镇静安神，黄连泻心火，郁金既入气分，又走血分，以行气解郁、凉血散瘀，竹茹、胆南星清利痰热，祛风镇惊。全方共奏滋肾育阴、平肝息风、开郁化痰、清心安神之功效。

斑　秃

蒙某，男，30岁。右侧头发圆形脱落1周。至毕老处就诊。毕老临证，用药20剂疗效显著。

主诉：突发右侧头发圆形脱落1周。患者1周前起床后突然发现右侧耳上头发脱落，未引起重视，1周来，患者头发呈圆形脱落，影响美观，遂至毕老处就诊。

初诊：时症见右侧耳上方头发脱落如圆形，大小约 3cm×3cm，其中未见发根生长，精神佳，纳可，二便调，眠可。诊其舌质淡红，苔薄白，脉滑。此为气血双虚，肝肾不足，血瘀毛窍所致，法当补益肝肾，方拟首乌散合二至丸加减治之。

何首乌30g　丹参30g　白芍20g　枸杞子20g　白蒺藜20g　菟丝子20g　当归20g　女贞子30g　旱莲草30g　桑椹20g　熟地黄20g　山茱萸15g　怀山药30g　防风15g　羌活15g　川楝子15g　甘草6g

3剂，水煎3次，和匀，分3次服，日服1剂。生姜切片，外用擦拭脱发处，日3次。

二诊：服用3剂后患者脱发处未见毛发生长，近日睡眠不好，纳差、食后腹胀，二便自调。诊其舌质淡红，苔薄白，脉滑。此与精神因素有关，嘱其多休息。患者忧思劳累，耗伤心脾，气血亏虚，血虚受风，风盛生燥，不能营养肌肤。续以首乌散合归脾汤加减治之。

何首乌30g　丹参30g　白芍20g　枸杞子20g　白蒺藜20g　桑椹30g　党参20g　白术15g　黄芪30g　当归20g　酸枣仁30g　五味子15g　制远志15g　神曲20g　鸡内金20g　川木香15g　菟丝子20g　川楝子15g　甘草6g

3剂，水煎3次，和匀，分3次服，日服1剂。生姜切片，外用擦拭脱发处，日3次。

三诊：患者服用3剂后脱发处可见少许毛囊生长，纳可，未见胃胀，二便调，眠好，此为有效，方拟初诊首乌散合二至丸加减治之。

何首乌30g　丹参30g　白芍20g　枸杞子20g　白蒺藜20g　菟丝子20g　当归20g　女贞子30g　旱莲草30g　桑椹20g　熟地黄20g　山茱萸15g　怀山药30g　防风15g　羌活15g　川楝子15g　山楂20g　神曲20g　鸡内金20g　甘草6g

6剂，水煎3次，和匀，分3次服，日服1剂。

此后患者又多次在毕老处就诊，均给予该方，共服用20剂后，斑秃处可见新发长出。

按　发为血之余；肾主发生髓，故而脱发多与血虚、肾虚有关。发与气血的强盛、肾气盛衰有关。发为血之余，气虚则血难生，毛根不得濡养，故发落成片；肝藏血，肾藏精，精血不足则发无生长之源；阻塞血路，新血不能养发，故发脱落。毕老给予首乌散合二至丸加减治疗斑秃，方中用四物汤中的当归、熟地黄、白芍养血，血足则发得养，防风、羌活祛风以祛邪，何首乌、丹参合二至丸补益肝肾，三补之熟地黄、山茱萸、怀山药合菟丝子、枸杞子共同发挥补益肝、脾、肾的作用，再配以一味川楝子"泻心火，坚肾水，清肺金，清肝火"（《医林纂要》），全方共奏"血足邪去发长"之作用，外用生姜搽，达到祛风之功效。

毕老认为，《内经》云："肾气实，发长"，又《素问·六节藏象论》曰："肾者，主蛰，封藏之本，精之处也，其华在发"，由是肾气虚则发易脱，发为血之余，养血则发内生，补肾养血为治脱发的常法。脱发一证，有早秃、斑秃、脂溢性脱发、症状性脱发。中医论之，有肾虚使然，有血虚之故，有血热所致，还可因精神创伤导致等，随之化裁，可得到高效的治疗。

精浊案

谢某，男，19岁。尿频、尿急、尿后滴白2个月。曾就诊于市内某三甲医院，行前列腺液检查，确诊为慢性前列腺炎，服用多种抗生素治疗无效。毕老治以补益中气，清热利湿，2个月而痊愈。

主诉：尿频、尿急、尿后滴白2个月，雨水后2日就诊。患者2个月前出现尿频、尿急、尿后滴白症状，遂至市内某三甲医院就诊，行前列腺液检查，提示白细胞数量增多，前列腺液培养提示多种细菌生长，服用多种抗生素治疗后效果不明显，遂至毕老处就诊。

初诊：时症见面色萎黄，精神萎靡，声初高后弱。尿频、尿急、尿后滴白，无尿痛，夜间睡前尿频甚，既往长期手淫史。不伴腰痛、腹痛，伴会阴坠胀不适，早泄，头晕乏力，心烦，眠可，纳可，大便不成形。尿常规提示白细胞++。诊其舌淡，苔薄黄，脉滑，此乃中气下陷，湿热下注。故治当补益中气，清热利湿。方拟补中益气汤合金钱草汤加减治之。

党参20g　炒白术15g　黄芪30g　当归20g　升麻10g　柴胡10g　陈皮15g　金钱草30g　滑石30g　黄柏20g　瞿麦30g　萹蓄30g　淡竹叶20g　白花蛇舌草30g　甘草6g

6剂，水煎3次，和匀，分3次服，日服1剂。忌辛辣刺激之品。

二诊：患者尿急症状改善，仍尿频、会阴坠胀，小腹热、胀，尿后滴白，精神尚佳，偶有腰痛，眠可，纳可，大便可，舌淡，苔薄白，脉滑数。此为方药得法，守方如前，法当继续补益脾胃，升举阳气，清热利湿，复以上方加减治之。

党参20g　白术15g　黄芪30g　当归20g　升麻15g　柴胡15g　陈皮15g　金钱草30g　滑石30g　车前子20g　瞿麦30g　萹蓄30g　续断20g　杜仲20g　补骨脂20g　益智仁20g　甘草6g

6剂，水煎3次，和匀，分3次服，日服1剂。忌辛辣刺激之品。

三诊：患者服用6剂后，尿频、尿急症状改善，仍会阴坠胀，尿后滴白，滑精，精神尚佳，偶有腰痛，尿常规提示白细胞阴性。眠可，纳可，大便可，舌淡，苔薄白，脉滑。继续守方加减治之。

党参20g　白术15g　黄芪30g　当归20g　升麻15g　柴胡15g　陈皮15g　金钱草30g　滑石30g　车前子20g　瞿麦30g　萹蓄30g　黄柏20g　续断20g　杜仲20g　白土茯苓30g　芡实30g　莲须30g　甘草6g

6剂，水煎3次，和匀，分3次服，日服1剂。忌辛辣刺激之品。

后患者多次复诊，尿频、尿急、尿后滴白症状逐渐缓解，尿常规一直正常，连续服药2月余，后诸症缓解，复查前列腺液正常后未再来就诊。

按 此案，患者频繁手淫，使溢液败精阻于中道，湿热邪毒由下窍而入，浸淫下焦，蕴滞而化热生湿，加之患者年轻气盛，饮食不节，过食甘肥，饮酒无常，湿浊内生，久而化热，湿热毒邪蕴结下焦后，日久不去，则瘀阻脉络，或感受寒、湿之邪，致使厥阴之络受阻，气滞血凝，运行不畅。长此以往，脾胃气机郁滞，清气不升，浊气不降，中气陷于下可引起少腹、会阴坠胀，尿后滴白，甚至滑精。本证正虚是本，而湿热、瘀血、败精瘀浊内蕴是标，久病入络，精室脉络瘀阻，败精瘀浊与湿热之邪互结，贯穿整个病变过程，形成本虚标实，虚实夹杂的病理特点。治以补中益气汤合金钱草汤，升阳举陷，清热利湿，相得益彰。方中黄芪、党参、白术补气升提，健运中焦；柴胡、陈皮疏理气机，调理脾胃；当归和血养血；升麻调畅气机，升提中气；金钱草、滑石、车前子、瞿麦、萹蓄、黄柏清热利湿，分清泌浊；续断、杜仲、芡实、莲须寓补于泻，益肾固精。诸药合用，共收补中益气，分清泄浊之功。

毕老认为，《素问·至真要大论》说："水液浑浊，皆属于热。"张景岳说："白浊症，其是如泔浆，凡肥甘酒丰，辛辣热炙煿之物用之过度，皆能致浊，此湿之内生也。又有炎热湿蒸，湿热之由外生也。"可见本病由湿热而生也，"邪之所凑，其气必虚"。脾主运化，脾虚中气不足，水液代谢失常，水湿内停，日久化生湿热。肾虚不能化气制水，湿热内蕴，泌别失常，清浊相混，皆可致浊。治疗虽清湿热，分清浊，为治标也，健脾补中益肾化浊，方为治本。

眩 晕 案

毛某，女，43岁。眩晕1个月。某医院做经颅多普勒超声检查示大脑中动脉血流增快，予以天麻素片、血塞通片等治疗月余无缓解。毕老临证，断其脾胃气虚，湿浊中阻，枢机不利，表里不和，清阳不升，脑脉失养，处以升阳益胃汤6剂而愈，效如桴鼓。

主诉：眩晕1个月。患者1个月以前无明显诱因出现眩晕症状，某医院做经颅多普勒超声检查示大脑中动脉血流增快，给予天麻素片、血塞通片等治疗月余无缓解，为求中医治疗至毕老处就诊。

初诊（2013年4月24日）：时症见眩晕，头痛，眠差，肩臂疼痛，耳鸣，耳塞，纳呆，食后欲吐，经行腹痛甚，伴两胁胀，脘腹疼痛，二便调。既往慢性浅表性胃炎病史。诊其舌淡，舌体瘦小，边有齿痕，苔薄白，脉沉弱。此为脾胃虚弱，纳运失司，清阳不升，清窍失养，脾胃枢机不利所致，法当益气升阳，健脾除湿，方拟升阳益胃汤加减治之。

人参20g 白术15g 黄芪20g 黄连5g 法半夏15g 陈皮15g 茯苓20g 神曲20g 鸡内金20g 蒲公英20g 延胡索20g 酸枣仁30g 五味子15g 防风15g 羌活15g 独活20g 藁本15g 威灵仙20g 葛根20g 甘草6g

3剂，水煎3次，和匀，分3次服，日服1剂。忌生冷、油腻、辛辣刺激之品。

二诊：服用3剂后患者眩晕、头痛、腹痛症状缓解，食量增加。耳鸣、耳塞症状缓解，两胁胀，腰背疼痛，眠可，二便调，诊其舌淡，苔薄白，边有齿痕，脉沉弱。此乃脾胃气虚，清阳不升，内伤不足之兆，故仍以升阳益胃汤去酸枣仁、五味子加柴胡、白芍治之。

人参 20g　白术 15g　黄芪 20g　黄连 5g　法半夏 15g　陈皮 15g　茯苓 20g　神曲 20g　鸡内金 20g　蒲公英 20g　延胡索 20g　防风 15g　羌活 15g　独活 20g　藁本 15g　威灵仙 20g　葛根 20g　柴胡 15g　白芍 20g　甘草 6g

3 剂，水煎 3 次，和匀，分 3 次服，日服 1 剂。忌生冷、辛辣刺激之品。

三诊：患者服用前方后，自觉胃口大开，眩晕、头痛症状消失，肩、腰、背、两胁及脘腹均无疼痛，诊其舌淡，苔薄白，边有齿痕，脉沉细。此乃方药对症，继用升阳益胃汤原方善后。

党参 20g　白术 15g　黄芪 30g　黄连 5g　法半夏 15g　陈皮 15g　茯苓 20g　泽泻 20g　防风 15g　羌活 15g　独活 20g　柴胡 15g　白芍 20g　甘草 6g

6 剂，水煎 3 次，和匀，分 3 次服，日服 1 剂。

按　不管任何疾病，从病位表里来说，无非在表、在里，或半表半里。从上中下来说，无非上焦、中焦、下焦。因此任何疾病皆在上下表里之间。脾升胃降维持着上焦心肺和下焦肝肾的能量交换，脾气的升有助于下焦肾水的升腾，胃气的降有助于上焦心火的下降，心火、肾水交于中焦，有助于中焦对食物的腐熟。同时，脾胃的升降还维持着浊气的下降和清气的上升，有助于清气上升以营养心肺头脑，使浊气下降以排出体外。王子接云："盖脾胃虚衰，肺先受病，金令不能清肃下行，则湿热易壤；阳气不得伸，而为诸病。"脾胃虚弱，纳运失司，故纳呆，脘腹疼痛；清阳不升，清窍失养，故眩晕；脾主四肢肌肉，湿困中焦，阳气不运，表里不和，故体痛。由上述可见，脾胃虚弱，清阳不升，枢机不利、表里不和为本病的基本病机变化，运用升阳益胃汤相得益彰。升阳益胃汤的构成非常奇妙，四君子汤补益中土，二陈汤燥湿化痰，四逆散和解少阳表里，防风、羌活、独活升散脾阳，活利枢机，泽泻汤（《金匮要略》）通脉泻热；一味泽泻，利水渗湿，其性下，寓"升中有降，有降才有升"之意，可谓精当。毕老用升阳益胃汤治疗眩晕，看似背离了"诸风掉眩，皆属于肝""无痰不作眩""无虚不作眩""瘀血内停"四大经典病机，但临床效果明显，这体现了毕老重视辨证论治，抓枢机不利、表里不和主要病机的特色。

不 寐 案

案一

傅某，女，68 岁。患者 2 个月前开始出现入睡困难，睡眠质量差，脱发，纳食尚可，舌红，苔白，脉沉细。至毕老处就诊，毕老临证，用药 25 剂疗效显著。

主诉：患者 2 个月前出现夜间入睡困难，睡眠质量差，脱发，双手发胀，纳食尚可，二便正常。舌红，苔白，脉沉细。既往有冠心病、心绞痛、双肾囊肿病史。

初诊（2017 年 10 月 27 日）：患者 2 个月前无任何诱因出现夜间入睡困难，睡眠质量差，脱发，双手发胀，纳食可，二便正常。舌质红，苔白，脉沉细。此为气血不足，心脾失养，髓海空虚所致，治当补益气血，养心安神，方拟毕老自创首乌散合归脾汤加味。

何首乌 30g　丹参 30g　白芍 20g　枸杞子 20g　白蒺藜 20g　蜈蚣 2 条（去头足）川楝子 15g　党参 20g　白术 15g　黄芪 30g　当归 20g　酸枣仁 30g　炙远志 15g　五味子 15g　青龙齿 30g　石菖蒲 15g　橘络 10g　延胡索 15g　炙甘草 6g

5 剂，慢火煎取 200ml，水煎 3 次，和匀，分 3 次口服，日服 1 剂。

二诊：患者服用 5 剂后失眠及脱发等症状无明显好转，仍感双手发胀，纳食可，二便正常，舌红，苔白，脉细。考虑患者失眠已近 2 个月，病情比较顽固，仍以补益气血，养心安神为主，方拟用首乌散合归脾汤加减治疗。

何首乌 30g　丹参 30g　白芍 20g　枸杞子 20g　女贞子 30g　桑椹 30g　党参 20g　炒白术 15g　黄芪 30g　当归 20g　酸枣仁 30g　炙远志 15g　木香 15g　五味子 15g　茯神 20g　麦冬 20g　神曲 20g　鸡内金 20g　炙甘草 6g

5 剂，慢火煎取 200ml，水煎 3 次，和匀，分 3 次口服，日服 1 剂。

三诊：患者服药后入睡稍好，能短暂入睡 4 小时，脱发减少。纳食可，二便正常，舌红，苔微黄，脉沉细。仍属气血亏虚，心不养神所致，故治疗上仍以补益气血，养心安神为主，故拟用升阳益胃汤加安神药物治疗。

人参 20g　白术 15g　黄芪 30g　当归 20g　酸枣仁 30g　炙远志 15g　五味子 15g　青龙齿 30g　柏子仁 20g　莲子肉 20g　知母 20g　百合 30g　何首乌 30g　丹参 30g　白芍 20g　枸杞子 20g　石菖蒲 15g　女贞子 30g　旱莲草 30g　川楝子 15g　炙甘草 6g

5 剂，慢火煎取 200ml，水煎 3 次，和匀，分 3 次口服，日服 1 剂。

按　气血为人体之根本，患者年老多病致气血亏虚，不能营养心脏，心主神志，心无气血所养，则心不养神，神无所主，即出现入睡困难，睡眠质量差。气血不荣于毛发，则出现毛发生长不利、脱发等症状。毕老以自创的首乌散为主方加减治疗，处方以补养气血，营养髓海为基础，使心得养则神得安，气血荣则毛发旺盛，诸症自愈。

毕老认为，"阳气自动而静则寐，阴气自静而动则寤"。不寐者，病在阳不交阴也。不寐的病机重在阳亢，故肝阳亢、心阳亢均能导致不寐。阳亢者本在于阴虚。心主血，肝藏血，脉沉细则阴精不足，血虚使然。故用首乌散（自拟方）、归脾汤滋补肝肾阴精、养血宁心安神则脱发、不寐均好转。

案二

田某，男，49 岁。失眠不寐 1 月余。西医诊断为神经衰弱，给予抗焦虑药、艾司唑仑等治疗，反复难眠。治以升清降浊，调和营卫，定神安眠，予以甘露消毒丹合归脾汤加减，疗效立竿见影。

主诉：失眠不寐 1 月余。患者 1 月余前因工作压力过大，出现失眠症状。在某医院诊断为神经衰弱，给予抗焦虑药、艾司唑仑等治疗，仍然反复难眠，遂来就诊。

初诊（2012 年 8 月 27 日）：时症见素来睡眠欠佳，失眠多梦，近日彻夜难眠。见精神萎靡，头昏如蒙，脘腹饱满，纳差口干，舌上异物感。舌质红，苔白腻，脉虚滑。证属脾虚湿盛，阴邪内盛，阴盛阳虚。法当抑阴通阳，升清降浊，调和营卫，定神安眠。方拟甘露消毒丹合归脾汤加减治之。

党参 20g　白术 15g　黄芪 30g　当归 20g　酸枣仁 30g　五味子 15g　川木香 15g　茯神 20g　夜交藤 30g　白豆蔻 10g　藿香 15g　茵陈 20g　滑石 20g　薏苡仁 30g　神曲 20g　谷芽 20g　鸡内金 20g　甘草 6g

3 剂，水煎 3 次，和匀，分 3 次服，日服 1 剂。

二诊：服用 3 剂后患者每晚可睡 3～4 小时，精神好转，脘腹稍舒，食纳增加。诊其舌淡红，苔薄白，脉滑数。此为药和为顺，治宜继续补益中焦，养心安神。故以归脾汤治之，以善其后。

党参 20g　白术 15g　黄芪 30g　当归 20g　酸枣仁 30g　五味子 15g　川木香 15g　茯神 20g　制远志 15g　夜交藤 30g　青龙齿 30g　神曲 20g　谷芽 20g　鸡内金 20g　甘草 6g

6 剂，水煎 3 次，和匀，分 3 次服，日服 1 剂。

三诊：患者服用前方后，睡眠好，饮食增，二便自调，精神佳。诊其舌淡红，苔薄白，脉浮。续用前方 3 剂，随访之。

按　毕老认为此例系思虑劳倦太过，或久病体虚难复，伤及心脾。脾伤则运化失职，津液不能交通上下，壅遏中州，阴邪内生，则阴盛阳虚，阳为阴抑，拒虚阳于卫外，不得入于阴。脾虚则气血生化无源，无可上奉心神，心虚则神不守舍，窹寐不宁，并可见精神萎靡，头昏如蒙，脘腹饱满，纳差，舌质红，苔白腻，脉虚而滑，呈本虚标实证候，故《景岳全书·不寐》指出："不寐证虽有不一，然唯知邪正二字不尽之也。盖眠本乎阴，神其主也，神安则寐，神不安则不寐，其所以不安者，一由邪气之扰，一由营气不足耳。"白豆蔻、藿香燥湿健脾和中，升清降浊，抑阴通阳，制远志更增强化湿祛邪安中功效。配白术、茯神补气健脾，使气血生化有源，以奉养心神；甘草调和营卫，有利于阴阳交合。药仅数味，配伍精当，升中有降，虚实相兼，可达抑阴通阳，健脾养心，定神安眠功效。

案三

赵某，男，73 岁。不寐 1 年。西医诊断为脑血管意外后遗症，多方求治无效，苦不堪言，毕老临证，揣度病机源流，随诊治之，渐起沉疴。

主诉：失眠 1 年。患者 1 年前不明原因出现失眠症状，先后予以地西泮等药物治疗，效差。3 年前曾经以多发性腔隙性脑梗死住院治疗，未出现肢体症状，好转出院。慕师名，遂来就诊。

初诊（2012 年 12 月 24 日）：时症见不寐，入睡困难，甚至彻夜难眠，醒后不能再次入睡，不伴有多梦、心烦症状。胃纳较少，全身乏力，头昏，健忘，大便可，小便清长。诊其舌淡，苔白微腻，脉滑沉细。此为思虑过度，劳伤心脾，气血亏虚，心脾两虚所致，法当益气补血，健脾养心。方拟归脾汤加减治之。

人参 20g　白术 15g　黄芪 30g　当归 20g　酸枣仁 30g　制远志 15g　川木香 15g　五味子 15g　青龙齿 30g　山楂 30g　神曲 20g　麦芽 20g　甘草 6g

3 剂，水煎 3 次，和匀，分 3 次服，日服 1 剂。

二诊：服用 3 剂后患者失眠症状未得到改善，耳鸣如潮。诊其舌淡，苔薄白，脉沉细。此为辨证有误，考虑患者曾患中风，中风后引起机体阴阳乖戾，真阴不足，髓海空虚，痰浊瘀血互结，使气机闭塞不通而致清窍失宣。法当补肾填精，益气活血，养心安神，故以首乌散合归脾汤加减治之。

何首乌 30g　丹参 30g　白芍 20g　枸杞子 20g　钩藤 20g　白蒺藜 20g　泽泻 30g　土茯苓 30g　人参 20g　白术 30g　黄芪 30g　当归 20g　酸枣仁 30g　制远志 15g　川木香 15g　五味子 15g　青龙齿 30g　山楂 30g　磁石 30g　甘草 6g

6 剂，水煎 3 次，和匀，分 3 次服，日服 1 剂。

三诊（四诊、五诊同）：患者服用前方后，睡眠逐步改善，每夜能睡 2～3 小时，耳鸣消失，饮食增，二便自调。诊其舌淡，苔薄白，脉沉。此乃有效，守方如前，拟用前方减泽泻、磁石、川木香，加神曲、麦芽治之。

何首乌 30g　丹参 30g　白芍 20g　枸杞子 20g　钩藤 20g　白蒺藜 20g　土茯苓 30g　人

参20g　白术30g　黄芪30g　当归20g　酸枣仁30g　制远志15g　五味子15g　青龙齿30g
山楂30g　神曲20g　麦芽20g　甘草6g

6剂，水煎3次，和匀，分3次服，日服1剂。

六诊：患者服药后睡眠改善，每夜能睡4～6小时，但醒后难眠，乏力症状改善，饮食可，二便自调，此乃有效，再予上方加赤芝，制为丸剂长期服用巩固之。

按　不寐与心、肝、脾三脏关系最为密切。心主血，藏神；肝藏血，血舍魂；脾藏意，主思，三脏功能失常，最易诱发失眠。《类证治裁·不寐》云"思虑伤脾，脾血亏损，经年不寐"。临床由于心脾两虚，心神不安而见失眠，醒后不易入睡；气虚血少，可见舌淡，脉沉之证。

此患者曾患中风，中风后引起机体阴阳乖戾，真阴不足，髓海空虚，痰浊瘀血互结，使气机闭塞不通，而致清窍失宣，阴阳不交。《景岳全书·不寐》云："无邪而不寐者，必营气之不足也。营主血，血虚则无以养心，心虚则神不守舍。"亦云："真阴精血之不足，阴阳不交，而神有不安其室耳。"

故毕老在归脾汤的基础上加用自拟方首乌散，以人参、黄芪、白术健脾益气；当归补血，制远志、酸枣仁健脾养心安神；川木香、山楂、神曲、麦芽健脾行气消导，使补而不滞。并以何首乌、枸杞子补益肝肾，滋水涵木，钩藤平肝息风，白芍、五味子敛阴，丹参补血活血，白蒺藜散风疏肝。共奏益气补血，补肾活血填精，健脾养心之效。

毕老在方中加用两药，独具特色。一则重土茯苓（30g）。缪希雍《先醒斋医学广笔记》载头痛神方：土茯苓四两，忌铁，金银花三钱，蔓荆子、防风各一钱，玄参八钱，天麻一钱，辛夷、川芎各五分，黑豆四十九粒，灯心二十根，芽茶五钱。井河水各半，煎成一盅服。注：传自一道人。一妇人患头痛甚，欲自缢。服二剂，数年不发。孟文瑞《春脚集》载：立愈汤，治一切头痛：土茯苓一两，何首乌三钱，天麻、当归、防风各二钱。以上两方皆重用土茯苓。毕老认为土茯苓味甘、淡，性平，入药重用之具有健脑止痛、宁心安神之功用。二则使用赤芝。《神农本草经》把赤芝列为上品，谓赤芝"主耳聋，利关节，保神，益精气，坚筋骨，好颜色，久服轻身不老延年"。故毕老用之治疗顽固性失眠，往往疗效较好。但赤芝价格昂贵，往往打粉或入丸剂使用。

松皮癣案

陈某，女，45岁。双臂皮疹1年，西医诊断为皮肤淀粉样变性，局部瘙痒，舌淡红，苔白微腻，中有裂痕，脉沉缓。西医治疗效果不满意，为求中医治疗，遂至毕老处就诊。

主诉：双臂皮疹1年。1年前患者无明显诱因出现双臂皮疹，皮疹高出皮肤，色略暗，不红，直径约0.1cm，融合成片，自觉瘙痒。曾在某医院诊治，诊断为皮肤淀粉样变性，给予西药口服治疗（具体不详），效果不满意。

初诊（2014年5月2日）：时症见双臂皮疹，皮疹高出皮肤，色略暗，不红，直径约0.1cm，融合成片，自觉瘙痒，口干，肢体困重，纳可，眠可，小便可，大便时干时溏。舌淡红，苔白微腻，中有裂痕，脉沉缓。否认药物及食物过敏史。诊为松皮癣，辨证为脾虚湿滞，治以清利湿热，化瘀散结。方拟二花汤加减。

金银花20g　菊花15g　僵蚕15g　蝉蜕15g　千里光20g　黄芩15g　地肤子20g　地骨

皮 20g　白鲜皮 20g　白土茯苓 30g　苦参 20g　丹皮 30g　赤芍 30g　苍术 15g　薏苡仁 30g　全蝎 6g　蜈蚣 2 条　生地黄 30g　甘草 6g

　　3 剂，水煎 3 次，和匀，分 3 次服，日服 1 剂。

　　二诊：患者服药后皮疹未见消退，但肢体困重感觉消退。纳可，眠可，二便调。舌淡红，苔白腻，脉沉细。治以化瘀散结，清热利湿。

　　金银花 20g　菊花 15g　僵蚕 15g　蝉蜕 15g　千里光 20g　黄芩 15g　地肤子 20g　地骨皮 20g　白鲜皮 20g　白土茯苓 30g　苦参 20g　丹皮 30g　赤芍 30g　苍术 15g　薏苡仁 30g　全蝎 6g　蜈蚣 2 条　三棱 15g　生地黄 30g　甘草 6g

　　6 剂，水煎 3 次，和匀，分 3 次服，日服 1 剂。

　　三诊：患者服药后上臂皮疹直径减小。纳可，眠可，二便调。舌淡红，苔薄白，脉沉细。毕老以上方 6 剂加减巩固治之。

　　后患者不能胜中药之苦停药，间断来诊服药，整体情况明显好转。

　　按　皮肤淀粉样变性与祖国医学文献记载之"松皮癣"相似。本病可由气血失调，风、热、湿阻于肌肤所致。如《外科正宗·顽癣》提出："顽癣乃风、热、湿、虫四者为患……总皆血燥风毒克于脾、肺二经。"由此可见，古人认为本病的发生与脾、肺二脏有密切关系。或为外感风热之邪，客于肌肤，郁于气血，营卫失和；或因体质虚弱，脾失健运，湿浊内生，碍于肌肤。

　　毕老根据多年的临床经验，认为除以上因素外，还应重视湿、痰在病程发展中所起的作用。由于重庆特殊的地理位置，大部分气候潮湿，所处居民都有湿邪为患。湿邪重浊黏滞，难于祛除，所谓祛湿如抽丝剥茧，湿邪化生为痰，痰湿相互壅滞，久困肌肤，使皮损坚硬难愈，自觉瘙痒。此患者一般体内蕴湿，复外感风邪，郁久化热，致湿热风毒蕴郁肌肤，阻塞经络而致气血瘀滞。病机关键在湿热与血瘀。故治疗当以清热祛湿为主，辅以散风止痒；同时根据"久病必虚""久病多夹瘀"的理论，辅以养血活血，凉血祛瘀之品。所用方中金银花、菊花、苦参、白鲜皮、地肤子、白土茯苓清热解毒燥湿，全蝎、蝉蜕、僵蚕祛风除湿、通络止痒，地骨皮、生地黄滋阴清热，丹皮、赤芍养血益精，凉血活血，全蝎、蜈蚣破血逐瘀消，三棱软坚散结，甘草调和诸药。此病例采用综合治疗，药证相符，故能收到满意疗效。

口　糜　案

　　何某，男，40 岁。患者经常出现口腔溃疡反复发作，舌尖疼痛，影响进食，纳食差，上腹部隐痛，大便不成形，每日 2 次以上。舌红，苔白腻，脉滑。至毕老处就诊，老师临证，服用 15 剂疗效显著。

　　主诉：患者经常出现口腔溃疡反复发作，舌尖疼痛，影响进食，纳食差，上腹部隐痛，无呃逆及反酸等症状，大便不成形，每日 2 次以上。舌红，苔白腻，脉滑。给予抗生素及维生素 10 天无效，即到毕老处就诊。

　　初诊：患者口腔溃疡反复发作，舌尖疼痛，进食更甚，纳食差，上腹部隐痛，无呃逆及反酸等症状，大便不成形，每日 2 次以上。夜间睡眠尚可，舌红，苔白腻，脉滑。此为脾胃虚弱，脾气生成不足，不能运化水湿和精微物质，郁于胃中所致，治当补益脾胃，清化郁热为主，方拟四君子汤合甘露消毒丹加味。

太子参 20g　陈皮 15g　白术 15g　茯苓 20g　神曲 20g　鸡内金 20g　延胡索 20g　法半夏 15g　佛手片 20g　蒲公英 20g　白豆蔻 10g　藿香 15g　茵陈 20g　滑石 20g　木通 15g　石菖蒲 15g　黄芩 12g　连翘 20g　浙贝母 20g　射干 15g　炙甘草 6g

3 剂，慢火煎取 200ml，水煎 3 次，和匀，分 3 次口服，日服 1 剂。

二诊：患者服用 3 剂后口腔溃疡有所好转，溃烂处逐渐愈合，但仍诉上腹部胀痛，纳差，大便稀，每日 2 次，舌红，苔白腻，脉滑。此乃脾胃虚弱，不能正常消化及腐熟水谷，脾主升清功能失常，精微物质下输大肠后，不能泌别清浊，故出现大便稀。方拟用香砂六君子汤加减治疗。

党参 30g　炒白术 15g　法半夏 15g　陈皮 15g　砂仁 8g　黄连 5g　蒲公英 20g　延胡索 20g　佛手片 20g　神曲 20g　谷芽 20g　鸡内金 20g　马齿苋 20g　茯苓 20g　白扁豆 20g　炙甘草 6g

3 剂，慢火煎取 200ml，水煎 3 次，和匀，分 3 次口服，日服 1 剂。

三诊：患者服药后口腔溃烂处逐步愈合，上腹部隐痛缓解，纳食有所增加，大便稍成形，每日 2 次，舌红，苔白，脉滑。因患者上述症状已逐步减轻，故守方加减治疗，仍拟用香砂六君子汤加减治疗。

太子参 20g　炒白术 15g　木香 15g　黄连 5g　茯苓 20g　砂仁 10g　神曲 20g　谷芽 20g　鸡内金 20g　蒲公英 20g　藿香 15g　白豆蔻 10g　延胡索 20g　佛手片 20g　甘草 6g

3 剂，慢火煎取 200ml，水煎 3 次，和匀，分 3 次口服，日服 1 剂。

此后患者又多次在毕老处就诊，均给予香砂六君子汤加减治疗，患者上述症状均好转，疗效显著。

按　脾胃为人体后天之本，脾胃虚弱则导致中气生成不足，脾阳不升则清阳不升，浊阴不降，大肠的泌别清浊功能失调则导致大便不成形，脾在上开窍于口，脾胃亏虚，则精华不能上荣于口，脾病则表现为口腔疾病，出现口腔溃疡疼痛。毕老以香砂六君子汤为主方加减治疗，方中以四君子汤为健运脾胃的基础方，加用芳香化湿药物，共奏健运脾胃，化湿利浊之效。

中风后遗症案

王某，女，79 岁。患者因高血压后脑梗死后遗症，出现左侧肢体麻木，乏力，僵硬，活动不利。上腹部胃脘处疼痛，纳食差，夜间入睡差，二便正常。舌红，苔白，脉弦细，至毕老处就诊，老师临证，用药 30 剂疗效显著。

主诉：患者因高血压后脑梗死后遗症，出现左侧肢体麻木，乏力，僵硬，活动不利。上腹部胃脘处疼痛，纳食差，夜间入睡差，二便正常。舌红，苔白，脉弦细，在某医院诊断为脑梗死，给予营养神经药物后无明显疗效，即到毕老处就诊。

初诊（2013 年 12 月 20 日）：因高血压后脑梗死后遗症，出现左侧肢体麻木、乏力、僵硬、活动不利。上腹部胃脘处疼痛，纳食差，夜间入睡差，二便正常。舌红，苔白，脉弦细。此为老年患者久病导致肝肾阴虚，气滞血瘀，气血壅滞于经络，经络不通，故出现左侧肢体麻木，乏力，僵硬，活动不利，治当补益肝肾，活血化瘀，方拟毕老自制的首乌散加减治疗。

何首乌 30g　丹参 30g　白芍 20g　枸杞子 20g　钩藤 20g　白蒺藜 20g　全蝎 5g（洗）

蜈蚣2条（去头足）　黄芪30g　葛根20g　延胡索20g　佛手片20g　神曲20g　蒲公英20g　补骨脂20g　益智仁20g　桑螵蛸15g　酸枣仁30g　五味子15g

5剂，慢火煎取200ml，水煎3次，和匀，分3次口服，日服1剂。

二诊：患者服药后诉左侧肢体麻木感好转，但仍感觉肢体乏力、僵硬、活动不利。胃脘部疼痛，纳食差，夜间入睡困难，二便正常，舌淡，苔黄稍腻，脉弦。此乃肝肾阴虚日久，影响脾胃运化功能，脾胃气滞，出现胃脘部疼痛，纳食差，故在首乌散的基础上加用健脾养胃的中药治疗。

何首乌30g　丹参30g　白芍20g　枸杞子20g　钩藤20g　白蒺藜20g　全蝎5g（洗）　蜈蚣2条（去头足）　黄芪30g　当归20g　川芎15g　桑枝30g　神曲20g　怀牛膝20g　伸筋草30g　党参20g　白术15g　山楂20g　延胡索20g　蒲公英20g　甘草6g

5剂，慢火煎取200ml，水煎3次，和匀，分3次口服，日服1剂。

三诊：患者服药后胃脘部疼痛好转，纳食增加，左侧肢体乏力缓解，无麻木感。夜间稍能入睡，二便正常。舌淡，苔微黄，脉弦。考虑此方运用有效，故继续守方加减治疗。

何首乌30g　丹参30g　白芍20g　枸杞子20g　钩藤20g　白蒺藜20g　全蝎5g（洗）　蜈蚣2条（去头足）　黄芪30g　当归20g　川芎15g　续断20g　神曲20g　怀牛膝20g　杜仲20g　千年健20g　木瓜30g　山楂20g　威灵仙20g　甘草6g

5剂，慢火煎取200ml，水煎3次，和匀，分3次口服，日服1剂。

此后患者又多次在毕老处就诊，均给予上方加减治疗，患者上述症状均好转，疗效显著。

按　中风后遗症的病位主要在脑，《素问·脉要精微论》云："头者，精明之府。"明代李时珍在《本草纲目》中云："脑为元神之府。"精明、元神都是指主宰精神意识、思维活动功能而言。肝肾阴虚是此病的根本，而风火痰瘀则是发病之标。其主要为阴阳失调，气血逆乱。故在治疗时主要以补益肝肾，活血通络为主。毕老自创的首乌散，即是以何首乌、枸杞子补益肝肾，滋水涵木，钩藤平肝息风，白芍敛阴，丹参补血活血，白蒺藜散风疏肝。全蝎、蜈蚣息风镇痉、搜风通络止痛。加用顾护脾胃药物，使肝肾得养，脾胃得健，则诸症得愈。